U0278452

A Lamp in the Darkness

Illuminating the Path Through Difficult Times

正念冥想
带你穿越苦痛之路

[美] 杰克·康菲尔德 Jack Kornfield 著

唐唐 译　陈寿文 校译

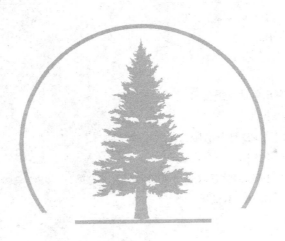

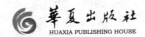

华夏出版社

HUAXIA PUBLISHING HOUSE

图书在版编目（CIP）数据

正念冥想带你穿越苦痛之路 /（美）杰克·康菲尔德（Jack Kornfield）著；唐唐译 . -- 北京：华夏出版社有限公司，2021.11

书名原文：A Lamp in the Darkness: Illuminating the Path Through Difficult Times

ISBN 978-7-5222-0098-9

Ⅰ . ①正… Ⅱ . ①杰… ②唐… Ⅲ . ①精神疗法 Ⅳ . ① R493

中国版本图书馆 CIP 数据核字（2021）第 003783 号

正念冥想带你穿越苦痛之路

著　　者　〔美〕杰克·康菲尔德
译　　者　唐　唐
责任编辑　陈　迪　王秋实

出版发行　华夏出版社有限公司
经　　销　新华书店
印　　刷　三河市少明印务有限公司
装　　订　三河市少明印务有限公司
版　　次　2021年11月北京第1版　2021年11月北京第1次印刷
开　　本　880×1230　1/32开
印　　张　5.75
字　　数　110千字
定　　价　59.00元

华夏出版社有限公司　网址:www.hxph.com.cn 地址：北京市东直门外香河园北里4号 邮编：100028
若发现本版图书有印装质量问题，请与我社营销中心联系调换。电话：（010）64663331（转）

献给永不熄灭的人类精神，它在每一个孩子身上反复新生。

这种精神曾支撑许许多多的人穿过苦难，如今也将托住你。

烦恼？烦恼与生命永相随。

——希腊人佐巴

正念冥想带你穿越
苦痛之路 ——

—— **目录**

序 言

　　修行之路的入口无处不在，但它神秘莫测、无法预料，不知何时何地会出现在我们眼前。在我的设想中，所有曾经体验过正念练习的人都会怀着感激清楚地记得，第一次同这些教诲接触的时刻——它从来都不仅仅是对正念禅修所具备的疗愈和转化可能的介绍，在本质上，它所提供的是对于自性的再介绍，是对于我们的生命与内心那真正的、丰饶的再介绍。

　　本书就是这样一个入口。它是一处令人心动的源泉，温暖而明亮，正如它的标题所示，它邀请我们通过实践来培养正念和真诚。这是一位极具责任感的大师给予我们的礼物，在过去的四十多年里，他与为数寥寥的同修一道，将各种形式的正念冥想练习引入美国和西方文化之中。

杰克·康菲尔德是当代一位重要的正念老师。他启发人们将正念付诸实践的技巧无与伦比，同样无与伦比的，还有他诠释正念的精确程度，以及他对正念的理解的广度和深度。除此之外，他以其内心的品质，以其温柔、友善，以其慈悲、关爱，以其袒露脆弱的意愿和典范式的真实为人所知，并广受爱戴。杰克以丰富且多样的方式呈现其智慧，而这一智慧的覆盖范围甚为广阔，几乎是为我们的时代与处境量身定做，而后巧妙地浓缩在这本书中。它提供了一处通往正念觉知世界的入口，尤其在那些轻易就会坠入黑暗与无价值感的困难时期里。

它的美妙之处在于，我们不仅可以读到杰克的文字，还可以从冥想的介绍音频中听到他的口头引导。他用声音完成并扩充了这份不可分割的礼物，我们将从中看到——最深入、最根本的连接并非发生在自己和老师之间，无论那是多么出色、多么富有技巧的老师，而是发生在你和自性的圆满之间。这种圆满在一开始时很难被认识，用艾略特的诗歌语言来说，

"这些你都不知道，因为你从未去寻找"——但最终的情形令人充满希望，"只是听到，隐约听到，在大海两次潮汐之间的寂静里"。那种寂静，那种认知，那种清晰，那种在最深处与一个人的美丽和天才重新连接的潜能，正是这种旨在重返自性的微妙练习的馈赠，正是许多人所说的他们从正念实践中所获的收益。无论它们遭遇了多少误解与否定。

将这一点牢记在心，也许这一入口对你来说会是一种奇迹。祈祷你的练习经验将引领你与自己友好相处，重燃你对属于自己的生活与路径的热情，无论昼夜，无论甘苦，在生命的所有季节重燃热情。

乔·卡巴金博士
《正念：此刻是一枝花》《不分心：初学者的正念书》作者
2011 年 6 月

简　介

觉醒的邀请函

在《旧金山纪事报》上，我曾看见这样一幅漫画，一家人骑着骆驼穿越撒哈拉大沙漠。父亲骑着第一头骆驼，带着地毯与包裹；母亲骑着第二头骆驼，而三个孩子挤在一头小骆驼上，紧随其后。落在最后的小女儿与父亲明显在对话，父亲回头吼道："别再问我们是不是快到了——我们是他妈的游牧民族！"

所有的生命都充斥着变化与不安、损失与苦痛，且常常出现困难。在这个不断变化的世界中，我们全都是四处流浪的游牧民族，全都需要某些路径，令我们在任何情况下都能够着陆并安居于该处。

当我们在生活中遇到困难时，它的挑战并不仅限于外界，令我们遭遇最深之困苦的往往是自己的心态。悲伤与焦虑、恐惧与失落，这种种混乱的情绪都与我们同在。除此之外，我们紧紧抱着那些关于苦痛与生命审判的故事，它由我们一手编织、反复讲述，然后进一步招致痛苦和疾病——直至我们学会如何释放它们。

通常，我们最早的策略是逃避。但后来终会发现，这些麻烦一直跟着我们，从未甩脱。讽刺的是，对于情感的背叛与虐待，对于那种种伤害、疾病与创痛，最佳的治愈途径之一便是转而直面这些伤害了我们内在的事。事实上，当我们给予伤痛和困难以温柔、无畏的关怀时，这些特殊的情境往往会赠予我们重要的教训，甚至是改变整个生活的礼物。

不要害怕面对苦难。转向它，走进风暴中，守住你的阵地。

最重要的是，请记住——治愈之旅并不总是关乎战胜我们正在经历的困难，也不是致力于变得越来越好，至少不完全如此。有些时候，它所需要的是学习更全然地接纳，接纳事情的本来面目，并为当下的生活情境注入智慧与慈悲。我们都有疗愈的能力，但必须付出努力去探索：疗愈所要采取的是一种怎样的方式。

通过实践这本书与音频中的教导及冥想，或许你会开始相信生命的力量，并逐渐掌握一些技能，使你得以在接下来的生命里，将所遭遇的困难转变为一盏明灯——自我指引，同时照亮他人。

苦难的
智慧 ——————第一章——————

对每个人来说，生命都是困难的。

当你读到这一段时，可能已然遭遇过人生的艰难时刻。或是失去心爱之人，或是丢失工作，或是收到恶性疾病的诊断书，或是亲近之人罹患重病；也可能是离婚、破产或受伤，任何一种令生活崩溃的打击。也许日常生活本身已令你无法负担，又或者它实在过于贫瘠，令你颇觉匮乏。然而，即使是人生最好的时分，也会存在诸多担忧：无休止的战争与暴力，种族主义，以及我们对环境的加速破坏。若是处在困难时期，个人也好，集体也罢，往往都会开始怀疑，而我们所怀疑的不仅是该如何度过艰难阶段，更严重的是——我们开始质疑存在本身。

正念冥想带你穿越苦痛之路

你并不孤独

在那些艰难时刻，最痛苦的事情之一就是觉得承受者唯有自己一人。但事实上，我们并不孤单。你的生命之所以存在，也许只是因为在你之前，有千万代祖先曾举灯穿过艰难时期，在时代的更迭中得以幸存。在苦难面前，耶稣也未幸免，佛陀亦然。他们都曾被放逐，都曾遭遇威胁、殴打与鄙视。然而，他们所获的礼物胜过一切困难。此刻，当你读到这句话时，你应当能够感觉到，在人类举智慧、勇气与慈悲之灯辛苦跋涉、渡过难关的长河里，你亦身在其中。

不止是你，我们亦是如此。对每个人来说，生命都是困难的。

几年前，我与佩玛·丘卓曾做过一场关于慈悲的演讲。演讲在旧金山的一处大厅中举行，与会者有三千之众。在某个时间点上，一名年轻女士站了起来，以最原始、最痛苦的方式说起几个星期前搭档的自杀。她被各种复杂的情绪吞没：

痛苦、悲伤、混乱、内疚、愤怒、失落、恐惧。我能听到她的寂寞，所以在她说完后，我问大家："在这个房间里，有多少人曾经历家人或亲近之人的自杀？"有两百多人站了起来。我请她看着这些人的眼睛，看看这些曾经历过相似悲剧的幸存者。随着他们彼此凝视，房间里的每个人都能感觉到真正的慈悲心的存在，我们犹如身处一座宏伟的寺庙之中。我们全都经历过苦痛，它是人性的一部分，也是我们共享的奥秘的一部分。但并非只有经受过极大苦痛（如所爱之人自杀）的人才能触及这一真理：在日常生活的混乱、自我怀疑、冲突与恐惧之中，我们需要支持与提醒，并以信任之光照耀自己。我们拥有信任的能力。穿越生活中美与悲伤的考量，在这样的旅程中生存和跋涉，我们原本就是如此。

苦难是你的路径

无论是悲伤、失落与苦痛，还是抑郁与精神危机，在灵魂的暗夜中，一旦我们试图忽略、拒绝或逃避问题，一切都将变得更糟。倘若我们愿意面对它，并了解该如何与它一同工作，就已然踏上了治愈之旅。

倘若我们停止与苦难对抗，找到迎头满足这些恶魔与苦难的力量，就会发现自己变得更加强大、谦卑和踏实。为了在苦难中生存下来，我们须得开创智慧的互助之盟。

内在的战士呼唤你站在大地上，感受千百年来你的祖先在肌肉与血液中赋予你的一切。你所需的全部支持，骨骼里都已拥有。

真正的悲剧是我们拒绝承认和尊重自己的痛苦，且不自觉地将之传播给他人。诺贝尔和平奖得主埃利·威塞尔曾言："痛苦既无特权，亦无正确性，完全取决于你如何使用它。若你用它来增加他人的痛苦，你就是在侮辱它，甚至可以说背叛了它……而这一天终将到来……我们须得了解，痛苦不仅能够令人虚弱，同样也能令人提升。"[1]

唤醒内在的智者

在这本书中所介绍的练习,既非正向思考、快速修复,也非让你暂时度过这段困难时期的自助导航。其中的练习是为灵魂工作的深刻工具。它们将唤醒你内在的认知。如果你在危机中仔细留意,就会感觉到你的内在有一种见证的意识,一种智慧的存在,我们不妨称为"内在的智者"。此即意识本身,它存在于你生命的任何时刻,哪怕是感觉它距你甚远时,事实上它依然与你同在。即使遭遇最艰难的疾厄与损失,坠入最深的消沉与悲伤,陷入毁灭式的挑战与恐惧,内在的智者依然平静、清晰。无论发生了什么,它都已经接受。它所见的远远超出当前之境况;它知道无论是怎样的变化——不管给你带来多大的震撼——要来的终归要来;它清楚那是什么,无论我们是否接受。内在的智者往往能在最困难的境遇中看见冷酷的幽默。早在我们面对苦难并拥抱其真相与疗愈的智慧之前,它就已然洞悉苦难之始末。

但在我们跌入最深重的苦难时,要如何找到这位"内在的智者"？去镜子面前，凝视你的脸。你在镜子中看到的这个人比数年之前的你稍显苍老，尽管内在的你未有任何老去的改变。正在老去的唯有你的身体。内在智者的永恒觉知通过这具身体得以呈现。身体只是觉知的临时容器，是盛放着内在智者永恒觉知的物理性容器。

失去与遭受背叛的泪水打开了这颗心。智慧的入口原就在这里，此时得以显露。在这一刻，什么才是重要的？内在的智者又会做些什么？

活在当下

不妨试着信任内在的智者，去体验这种不变的意识空间，它独立于外界环境而存在。那是敞开、清晰且充满智慧的。若愿意在内在智者的臂弯里休憩，你就可以走出时间的囚笼，走出对未来的无尽担忧和对过去的不断回放。内在的智者安住于当下。

当下是我们所拥有的全部，它是一扇门，能够通往真正的平静及你的疗愈之地。爱、疗愈、觉醒，这一切都只可能发生在此时此地，只可能发生在这不朽的当下。请善用每一次机会，来创造你的生活。你无法预知未来，它是一个谜。但你可以于此时此地种下美丽的种子，以你内在的爱、勇气与生存本能灌溉它。威廉·萨默塞特·毛姆曾言："写小说有三项规则。不幸的是，没有人知道那是什么。"他曾创作出这么多美妙的小说，而我们所知的唯一方法就是一次写上一页。

此刻，怎样让这些难受的情绪、念头与感受成为你通往解脱的道路？

无论苦难源自何处，是癌症、离婚还是其他的损失与冲突，内在智者都清楚地知晓这一真理——唯有在当下你可以得到真正的治愈。它有足够的勇气承认事情的真相，无论那是什么，都能予其以关心、爱及信任。它明白隐藏在每个病痛、损失和死亡背后的更大图景。尽管你可能觉得自己或他人的生命正在消散，事实上，新的生命正在你体内与周围不断生长。宇宙仍在拓展，地球依然转动，春去秋来，四季更迭，土壤继续培育新的生机。即使在你最后死亡之时，也会有母亲即将分娩，给世界带来新的希望、爱、困难和可能。

发展正念与觉知，在陷入挣扎时听从内在智者的声音，这些都并非神奇的治愈魔法。你的问题不会简单地自动消失。在困难时期，焦虑、悲伤、愤怒、恐惧、伤害、失败甚至绝望，都是自然过程的一部分。哪怕被挑战性的情绪淹没，亦是旅程的一段。如果你秉持某些理想典范，以此判断自己"应该"如何感觉、如何行动，就只会增加自己的痛苦。

若你好好活着，就会发现自己正处在一个伟大而神秘的悖论中。内在的智者明白，在每一个生命中都有千万种欢乐与悲伤，而在某个时刻，我们都将被它们触及。出生与死亡、成功与失败、爱与心碎、喜悦与绝望，这些我们都曾体验过。在你生命的任一时刻，世界上都有数以百万计的人如你一般正面临着灾难，他们苦苦挣扎，努力生存。正如乔治·华盛顿·卡弗所说："你在人生的路上能走多远，取决于你是否以温柔待少年、以体恤待长者、以悲悯待斗争，并以同样的宽容面对弱者与强者……因为总有一天，你也会在生活中遭遇这些。"

倘若你在得知坏消息后仍旧可以安静地端坐；倘若你在经济大衰退时仍旧能够保持平静；倘若你在看见邻居去往旅游胜地时，心中不怀一丝嫉妒；倘若你会因盘子中盛放的任何食物感到快活；倘若你在一整天焦渴的奔波后，依然能够沉睡；倘若你在任何所在之处皆能寻着满足，那么——你很可能是一只狗狗。

你将成为幸存者

如何在困难时期生存下来？南非第一任黑人总统纳尔逊·罗利赫拉赫拉·曼德拉是世界上最伟大的范例之一。尽管被监禁了二十七年，但他从未屈服，依然高贵、和蔼、温柔、善良，且对周围发生的一切充满好奇。他内在的智者从不计较他的个人遭遇。这样的方式令他即使身处奴役之中也能保有自由，即使置身于最有辱人格的境遇之中亦能保有尊严，他持续练习着以慈悲应对敌意，以坚定的爱回应周围的憎恨。尽管曼德拉被孤独地囚禁着，但他已成为无数人的精神鼓舞，鼓励人们穿越不那么戏剧化但同具挑战性的困境。曼德拉的内在智者就是你内心的智者。你天生就具备相同的智慧潜力、相同的洞察、力量与爱，而这些就是穿越困难所需的全部。

若想得到治愈，务必记住你是谁。无论遭遇何种打击，你都可以依靠这种天生的勇气，信任自己的智慧之心，因为无人能将之夺走。你完全可以像曼德拉那样自由。

泰国禅修大师阿姜查是我的导师之一，他曾问我："在你的生活中，更有价值的是哪些东西？你从何处成长更多、学到更多，从何处变得更加明智，从何处学会忍耐、谅解、平静与宽恕——是困难时期，还是美好时分？"倘若我们能够理解这一悖论，"生活中最大的价值往往诞生于冲突和斗争中"，就可以燃起一束微光，也许有一天我们能够拥抱苦难，找到其中的恩典，即使那不是今天。

　　即使是最大的失败，随着时间的推移，寻到其中的恩典都将是可能的。它们会成为你的人生故事与命运，成为"你是谁"的重要组成部分。经受苦难的淬炼并幸存，温柔与慈悲将会自然升起。你的苦痛并非只具个人性与私密性，它同样是你与整个世界分享的内容。你曾经历的一切都为今天的你是谁做出了贡献。它是属于你的财产，任谁也无法夺走；就像你失去的每个人都依然存活于你心中一样，它也以一种同样的神秘方式居住在你心里。

　　请记住，即使有最好的治疗方法，你的疗愈也可能并不轻松。转身直面苦难，这将令我们与隐藏在悲伤之下的更大痛苦和恐惧面对面，或是掀开一口我们借整个生活来逃避的孤独之井。然而，这是疗愈过程的一环，它原本的设计就是如此，处理这一切能让你学会接纳、宽恕与悲悯——尤其是以此待己，因此你得以用慈悲承接心中的一切，度过这段困难时光。

随着亲近你所经受的苦痛，你的内心也将逐渐温柔。

朝浩瀚敞开

这些练习将会使你以一个更大的视角来看待空间与永恒，因此，你将能够以一双了知生命浩瀚与神秘的眼睛来看待万事万物。你曾经尝过神秘与存在之美的诸般滋味：当你坠入爱河时，当你见证孩子的出生时，当你沉入永恒的静默之中——第一次看见大峡谷时，第一次在望远镜中瞥见行星与银河时。这神秘与存在之美始终存在，从未消失。在那些时刻，你所关注的并非你的困难。在当下这神奇而永恒的一刻，你是它有意识的一部分。

永恒一直都在，就在这里，蕴于当下之中。我们必须学习如何返回当下的真实中，即使身处最困难的时刻。在当下这一刻，我们可以学习更加清晰、温和地去看。借由正念的强大力量，我们可以全然见证那些构成每个人生活的惊人美丽，以及那些不可避免的悲剧。我们可以怀着荣耀之意，彻底经验自己被赐予的这唯一的生命，去体验其中的起伏跌宕。在我的生命中，我努力记住欧及布威族印第安人那广为人知的话语："有些时候，当我乘着风穿越天空时，我会对自己生出同情。"

或许你现在还不能清晰地看到，但这些苦难终将淬炼你，使你的内心更加明智，令你的精神更加强韧。你已知道这一点，现在是时候去寻找方法验证它。

信任

这里提供的练习是以一双张开的手去给予。它们能够同时为你的身体和意识带来治疗和转化。它们将给你工具，使你信任生命的自然开展，并重新与那流淌不息的更新力量相连接，这股力量一直在潜伏、在等待突破，无论你当前的困难是什么。逐一尝试它们，相信自己的判断，找出最符合你心意和当前状况的那一项。也许在别的时候，其他练习将对你更加有用。

除此之外，请谨记，即使这些练习能够为你当前的困难带来真正的治疗，依然会有更多的困难到来。不断有困难出现，这是生命的自然法则，前方还有新的挑战在等待。这是我们的命运，也是我们的使命。它令我们得以成长。迈克尔·乔丹曾言："在我的篮球生涯里，我曾经丢失九千多个投篮，输掉三百多场比赛，有二十六次我被寄予厚望拿下决定性的一击，而我失了手。在我的生命中，我失败了一次又一次，但我依然出现在篮球场上。那就是我能够胜利的原因。"

当你处在艰难的时日中，不妨去感受一下，地球上有多少人正在面临同样的问题：失去、冲突、分离。体会你们共同的人性。当悲悯升起时，勇气往往随之而来。

通过学习这本书中的技巧，我希望当未来的困难出现时，你的恢复之路不再如此漫长、如此黑暗。所有的生命中皆有痛苦，这确是真相，而同样真实的是——在每一刻里，都存在着超越困难、发现内心那永恒的自由的可能。你那不可动摇的精神在等待再度生出枝丫。诗人聂鲁达曾写下这样的句子："你可以摘下所有的花，但你无法阻止春天。"

大地为我 见证

第二章

让你的意识坚实如承载万物的大地。

数年前，一组俄罗斯宇航员在他们的空间站遇到了麻烦。经过一段漫长的、令人恐惧的不确定阶段，他们最终找到了一种安全返回地面的方法。当太空舱终于落地，他们奔出舱外，跪在地上亲吻地面。他们所亲吻的土地是所有生命真正的家。是这片土地的元素孕育了我们，是这片土地的果实喂养了我们，如此，我们才得以生存并成长。房子、社区、文明……地球是这一切的基础。我们行走在地球的肌肤上，卧眠于地球的坚臂中。不只如此，当生命停止，我们也将以这样或那样的方式重返地球。

　　在某个夜晚，佛陀发誓"若不证悟，不起此座"，而他座下也是这片土地。他坐在菩提树下，所有的恐惧与疑虑、所有的诱惑与欲望都从心中升起。这种种困难阻碍在故事中以摩罗的形式出现，摩罗是佛教的一位恶魔，代表疑虑、艰难、邪恶、恐怖和诱惑。当摩罗的军团最为强大而诱惑也到达巅峰时，他挑战佛陀的价值，问道："你认为是谁坐在此处寻求光明？"佛陀重新与他的奉献与激情相连，将手置于大地之上，答道："大地是我的见证者。"在他的极限中，佛陀呼唤大地作为真实的见证。大地支撑着他的盘坐之处，见证他身为一个人类的价值和他盘坐此处抵达觉醒的权利。

当作为一个人的内在价值与尊严得到见证时，无论是被大地还是周围之物所见证，我们的生命都将得到转化。印第安纳州的一位数学老师某次在课上面临着一群吵闹难管的学生，这几乎是每个老师在教学生涯中都曾遇到的难题。尤其那时候即将进入假期，她意识到没有谁能够安心学习数学，因此她停下了这堂课，在黑板上写下31位学生的姓名，并邀请每位同学都把它们抄到一页纸上。然后，她给出十五分钟时间，让他们在每个人的名字旁边写下对这位同学的赞美。之后她将这些纸张全都收集起来，转身离开教室。几个月之后，当这群学生再度遇到注意力难以集中的问题时，她停下教学，然后说："我有些东西要发给你们。"她将这些纸剪下来，把这些来自同学的赞美贴在每个学生的姓名下面。

数年之后，她接到一个电话，是她最喜欢的一位学生的母亲打来的。在高中毕业后，这个孩子参了军，在中东地区被杀。母亲请求孩子最喜欢的老师来参加葬礼。最后的仪式是大家在墓碑前纪念他的一生，妈妈走到老师面前说："他们发现我儿子的尸体时，他身上只有很少的一些东西，这个放在他的口袋里。"她拿出一张纸，上面是其他同学所写的关于他的 31 个优点。这张纸显然经过了许多次的折叠与展开。然后，站在老师身边的一位年轻女士开了口，她也是当年那个班级的学生之一。她说："噢，是的，我也揣着这个。当事情变得艰难时，我就看看它。"然后从她的钱包中取出了她的那份列表。接着附近又有一位年轻的男士说："我把它变成了结婚誓言的一部分。"

穿过烦恼的路，是一步步、一天天，一次呼吸接着一次呼吸走出来的。

意识到我们的尊严与价值，这是智慧和慈悲升起的基石。有了这一存在，我们将拥有触碰痛苦、失去、恐惧、创伤和疾病的勇气。在我们经验到无价值、挫败、悲伤感时，我们的困难、挣扎和挑战将被尊严与觉知所承付。在"大地为我见证"这一练习中，我们将学习如何在地球上拥有一席之地，并有意识地见证升起的一切。禅修老师塔玛拉·恩格尔在罹患癌症时，这样描述她从这一练习中获得的尊严与信任：

> 我时日无多，日趋虚弱，我对自己的冥想充满感激。这感激所指向的，不仅是它所带来的愉快与轻松，也包括它带来的那些艰难。所有无聊且不安的打坐时光，所有可怕的幻想，所有在静坐中穿过的烦恼与痛苦，所有我不曾逃避且见证过的渴望，这些都是对疾病的一种训练。一种对肌肉、承担见证，对信任精神的训练，它们托举着我，即使我现在面对的是自己的死亡。[1]

在这纷繁世界中，我们有能力在属于自己的菩提树下寻到一席之地，并以清晰的双眼和开放的心见证万事万物。在苦厄之中，你将习得冥想的真正力量。铃木俊隆禅师曾言：

> 假设你的孩子正在经受一种无望的疾病，你不知道该做什么，寝食难安。通常说来，最舒服的地方会是一张温暖宜人的床，但现在，你因为精神上的痛苦无法休息。也许你会晃来晃去、走出走进，但这并没有什么帮助。实际上，最好的放松途径是静坐……即使是在这样混乱的精神状态和糟糕的情形里。[2]

如果想要在黑暗中寻到这一盏灯，你需要坚实的基础——在最具挑战性的困境中，变得专注、稳定、实际的方法。"大地为我见证"这一练习从坐下开始。它筑基于此时此地。你可以成为见证者，如实观照所有的事情。

不要回避，也不要反应过度。关照你被赐予的一切。回到你的中心，待在那里。

当你沉入这一冥想时，你的意识和身体都将体验到如实接受事物的力量，不管它们是多么令人痛苦、充满挑战。在你陷入困境时练习它，你将发现陪伴你走了如此之远的内在力量与勇气。你要做的一切，就是与你的困难同在。

　　成为你生命的陶艺家。将自己安置在滚轮的中心，寻找那个静止的点。

大 地 为 我 见 证

以一种舒适、稳定的方式坐着，拥抱放松与尊严感。保持静止与警觉，维持正念，就像在地球上找到了属于自己的位置那样。当你坐好并感觉到稳定时，做几次深呼吸，释放你的紧张，这样你能够变得更加临在。

有意识地承认你在地球上的位置，就如佛陀在他的证悟之夜所做的那样。让大地成为见证者，见证此刻你作为一个人存在于此。在你的姿势中体会自己的踏实与稳固。体会大地的支撑，同时去体会你作为它的一部分，像山那样坚实，像将根系扎入大地那样稳固，一直扎进大地最深的中心。

现在，在这一练习的第一部分，放下你所有的负担，坚定地坐在大地上，像山一样稳固。试着放掉你所携带的负担与困难，让它们回归大地。

首先将注意力带向你的头部。觉察思绪、念头、记忆、期望与担忧汇成的壮阔河流。让它们通过你的身体流泻而下，回归大地。去感受你面颊中存在的一切紧绷——藏在眼睛里的晶莹泪珠，盘踞在下颚里的恐惧与愤怒——让它们也一样通过你的身体流淌而下，回归大地。

　　现在让你的头部转上一圈，感受所有积存于颈部的忧虑通过身体流泻而下，回归大地。现在放松你的肩膀，卸下它所承付的一切重担——那个满载紧张、沉重、僵硬的双肩包——允许它们通过你的身体流泻而下，回归大地。

　　现在放松你的手臂，感受它们是如何携带着你的挣扎、需要、冲突和痛苦。释放这一切紧张，让它们穿过你的手肘、你的腕骨、你的手掌、你的指尖，此刻你与大地相接，让这些紧张流过你的身体，回归大地。

　　现在将你的注意力放到你的前胸与后背，还有你伟大的心脏处。感受那儿所铭刻的责任、疼痛、背叛与憧憬，逐次释放它们，允许它们回归大地。慢慢来，别着急。让你的心变得柔软，让你的胸膛打开，感受你的气息自由地穿过它们，充满这开放的空间。

　　现在往下，来到你的胃部，去感觉所有积存于此处的堵塞，那些因焦虑与担忧而生的堵塞，释放它们，让它们流经你的身体回归大地。

现在引导你的注意力穿过你的脊柱，来到你的骨盆和生殖器附近。感受你的骨盆如何支撑着你的躯干，就像大地承托着你。留意你的脊柱、骨盆与生殖器中积存的紧张、负担、恐惧、创伤与冲突。允许它们离开，逐渐流经你的双腿，回归大地。

现在让你的注意力去往你的大腿、小腿与脚掌，它们支撑着你，让你得以行动；它们承受了无数的紧张、负担与痛苦。缓缓地让这些紧张、负担与痛苦回归大地。

当你释放了整个身体里的紧张后，从头到脚扫描你的全身。感受这崭新的清晰、稳定与力量。你的身体与你同在，统合、坚固如一座山峰。让它在大地上休憩，仿佛它是大地的一部分。觉察你体内升起和生长的深刻平静与安宁。让你的心智保持静默，让你的心朝寂静与无声敞开。在大地的见证下，你可以专注地坐着——在天堂与尘世之间，以人的形态端坐。

这并非你的计划，而是你的生命。你依然在这里。听，新的事物正在来临。

在接下来的冥想阶段，你端坐着，成为一名充满热情的见证者，见证这世界上的一切。从带着觉察在这个空间里休息开始。带着这种稳定的见证，去觉察你身体里不断改变的感觉。放松地与之相处。一段时间后，注意你感受与思绪的波浪，注意你所处环境中声音的来去。当你在意识之中休息，允许这一切经验像大海的波浪般起伏。让这种见证稳定下来，注意藏在这所有起伏之下的起伏——气息的自然起伏。留意你的呼吸吐纳。去感受它的自然韵律，感受你鼻孔里的凉意、喉咙中的刺痛、胸腹的扩张与收缩。

当你体会气息的流动时，允许所有围绕着呼吸的其他体验浪潮——体受、感觉、思绪——像大海的波涛般起伏涨退。成为呼吸的见证者，成为围绕呼吸而生的一切的见证者。如果一种强大的经验将你的注意力从呼吸上带走，允许它的发生，用你给予呼吸的宽阔注意力，见证这一波新的浪潮。倘若你屈服于它，不妨轻轻地为之命名：悲伤或兴奋、渴望、计划、回忆、恐惧，身体里的刺痛或凉意，所处环境的声音。无论升起的是什么，都以清明且友善的观照回应之。轻轻为之命名，去感受它是如何穿过你的身体与意识，再看着它离去。当它离开，重新回到呼吸上，休憩在开放的意识空间里。让身体坚实如雄山，让意识开阔如蓝天。盘坐于大地之上，与你见证一切的能力相识，在一切起伏生灭中保持专注、坚固与稳定。

尽可能地频繁习练，它也将频繁地为你服务。将"大地为我见证"这一练习变成一种令自己稳定和获得滋养的方式，它令你的心智安宁，令你的心胸敞开，令你在生命所经历的一切变化中变得睿智。

共享的
慈悲 ————第三章————————

慈悲待己，如母爱子。

最近有一名年轻的陆军中尉开始修习正念，他因无法克制脾气而开展了为期八周的正念禅修，教授者是他的指挥官。在六周的正念与观照练习后，有一天晚上，他在当地的超市匆匆忙忙地购物。超市位于他回家的路上，当时异常拥挤，收银台前排着长长的队伍。他推着堆满商品的购物车，注意到排在前方的那位女士篮子中只有一件商品。中尉希望一切都以正确的方式进行，他想，她不该站在这里，她应该站在快速通道里。更糟糕的是，她还抱着一个婴儿，当她开始在收银台前结算时，她举起孩子，而收银员开始轻声咕哝，与她谈论这个宝宝。之后，这位女士甚至将孩子递过柜台，好让收银员可以接住他！一堆人正排着队等待。中尉的厌烦到达了一个顶点，他几乎要失去控制，在愤怒中对这两个女人嘶吼出声。但在六周的正念觉察训练之后，有一部分的他意识到自己被触发了。中尉决定把这一场景当成一次机会，尝试使用他所学过的正念与注意力练习。随着他将注意力带到呼吸上，他开始体会到一种开阔感，一种激烈情绪的释放感。他未曾将刺激推开，而是去觉察他的愤怒，通过尊重与接受这种愤怒，他充分感受到一种强烈的情感释放，注意到疼痛的浪潮、热度、能量和评判充满着他的身体。

重新开始，永远不迟。无论何时，你都能拥有一个崭新的开始。

在几次深呼吸之后，他感觉友善逐渐淹没了他，他的痛苦与折磨被温柔地包裹住，而后缓缓消弭。当他内心盈满慈悲时，他抬头一瞥，蓦然意识到，即使这个女人喋喋不休，阻碍了队列的推进，孩子依然是可爱的，这三个人似乎很享受这愉快的社交时刻。因此，当他来到柜台前，他已经平静下来，足以和蔼地与人交谈："真是个可爱的孩子，不是吗？"柜台里的收银员抬头望着他说："噢，你这样认为吗？他是我的孩子。你看，我的丈夫是位军人，去年他在中东地区被杀。现今我必须工作，我的母亲待在家里照顾孩子。她试图每天带他来一次，这样我就可以看见他了。"

我们如此迅速地评判他人。我们待人苛刻，待己亦如此。随着正念的盛开，我们本性中的慈悲开始生长。我们可以看见彼此都背负着眼泪的重担。你和你遇到的每个人都在一定程度上共同承担着这个星球的痛苦。你被召唤来见证这一痛苦——你所背负的，他人所背负的——心怀慈悲地见证。但是，当我们身处某一时刻，似乎已与怜悯、慈悲的力量失去连接，似乎已与自身和他人的痛苦隔绝，要如何才能再唤回慈悲？

在为他人哭泣之前，我们必须先开始为自己流泪。实际上，这些眼泪是一项伟大的馈赠。它们与那些在每个春天为干燥的大地带来新生命的水分是相同的。在拉科塔族，悲伤被视为一项伟大的礼物，因为他们相信，当我们受难时，神与我们最为贴近。当一个拉科塔族人遭受巨大的损失和悲伤时，他（她）被视作"wacan"，或曰"至圣"。人们相信他们的祈祷格外有力，常常邀请悲伤之人作为代表帮忙祈祷。

这并不意味着慈悲会很容易，尤其当你已经遭遇背叛或承受一些不可替代的损失时。正如苏菲派的祈祷所说："之所以能克服那些已然来临的苦难，是因为我所承担的痛苦并未到达委派给我的量级。"

当你面对失去、挫折、伤痛与冲突时，请记得，唤醒你的自尊。端正地坐好，然后站起来。尊重你自己，保持耐心与怜悯，这些让你能够处理一切。

也许你想要治愈，却发现自己一再重现愤怒与怨恨的老旧模式。这可能是最令人挫败的事。在与大英帝国抗争了半个世纪之后，圣雄甘地说，他最强大的对手不是大不列颠，也不是印度人民，而是一个名为"莫罕达斯·卡拉姆昌德·甘地"的人。"我对他几乎无法施加任何影响。"

但去了解你值得被爱，这一点是非常必要的。"遍寻三千大千世界，没有任何生灵比坐在此处的你更值得赋予爱和慈悲"。对自己的慈悲与谅解并非弱点，而是勇气与慷慨的源泉。在某些时候，似乎很难找到善待自己与他人的慈悲之心。

然而，即使你在最强烈的痛苦中失去了与它的接触，慈悲也是我们真实本性的面向之一。事实上，恰是这种善待自我的慈悲与爱，让你得以拥有力量提着灯穿过最黑暗的夜晚。通过后面第一项自爱练习，你将会发现内心所储存的不只自身的痛苦与悲伤，你将经由它们学会与周围之人的痛苦与悲伤相连接。

而对自己的悲悯可以帮助所有人生存。当我们驶入轨道时，它令我们从失控的快车中跳出来。珍惜自己的生活。哪怕身处完全的抛弃与虐待之中，对自我的慈悲亦可令我们幸存。D.S. 巴内特在《阳光》杂志上写到这样的情境：

> 我母亲总是一再向我保证，像我这样的孩子终会遭到无法形容的惩罚。她说："如果我是你，我晚上根本就不敢睡觉，上帝可能在睡梦中就杀了我。"她温柔、遗憾地说着这些话，仿佛在为她犯下大错的女儿悲伤……（然后她接着说）"怎么可能有人爱你？"治愈她所有丑陋的言论留下的伤害用了我近五十年。从五六岁到十几岁，无论我是否有睡眠

问题，我都会从被子里溜出来，偷偷去厨房拿一片面包或乳酪，再回到床上。在那里，我假装自己的手属于其他人，属于一个令人舒适的、可靠的匿名存在，也许是一位天使。右手喂我吃下小口的面包或乳酪，左手抚摸自己的脸颊与头发。我闭上双眼，轻声低语地安抚自己："睡吧，你现在是安全的，一切都会好的，我爱你。"[1]

即使身处这样荒凉、困苦又无处可逃的情境，慈悲也一样寻到了路径，像一位内在的仁慈天使那样流经她的内心——就像绿芽顽强地突破了人行道上的裂缝，探出头来。

你比这些痛苦要大得多。记住你真正的样子，记住你是谁。

当你遭遇困苦时，你可以试着将相同品质的爱带给你触及的一切。在这个练习中，你将学习一种系统化的方法，它让你在任何环境、任何情况下，都能够给出温柔与慈悲。你将会发现，爱与关怀拥有非凡的能力，它们能够将你生命中的悲伤转化为一股伟大的慈悲之流。

善待自己，这不是一场战争。了解你的局限。只在内心敞开时扩展你的慈悲。悉心培育信任的种子，它就会在恰当的季节里成长。

即使在废墟之中，也有新生命等待被孕育。修好桅杆，或者建造一艘新船。

慈 悲 练 习

以一种专注、踏实、安静的方式坐着。感受你的身体休憩于大地之上，坚定、临在、友善、安逸。感受你的心跳，你血液的流动，还有你如何轻柔地吸气、呼出。敞开自己，欣赏生命的脆弱，欣赏你在面对悲伤时如何自然地保护自己。

从一位你极为亲近的人开始这一慈悲练习。想想你深爱的那些亲朋好友。当你想起他们时，去体会你对他们的爱，体会那种在你的内在自然升起的关怀。呼吸数次。现在开始去觉察他们在生命中所经历的痛苦、悲伤、失去与创伤。当你能够体会他们的负担与悲伤时，留意你的心是如何怀着慈悲，渴望进一步地安慰他们，希望他们安好并得以缓解痛苦。这一切的发生都是自然的。

更深地敞开，在心中轻声念诵一些简单的慈悲之语。想象一位你的亲人，温柔地为他祈诵："愿慈悲与你同在，愿你的痛苦与悲伤得以减轻。愿你身处和平之中。"花几分钟重复这些话语，允许你的慈悲进一步深化。

现在想象这些亲人将他们关爱的目光转到你身上，他们将关怀与爱的感觉返还于你。想象他们怀着慈悲与爱注视着你，意识到你在生命中背负的所有悲伤。试着通过他们的眼睛来观察自己。想象当他们意识到你所有的痛苦与挣扎、失去与背叛、恐惧与困惑，以及你深刻的痛苦与创伤时，他们是怎样的感受。体会他们的内心如何向你敞开，他们的爱如何转变为自然的怜悯与慈悲。想象他们将你的祈诵赠回："愿慈悲与你同在。愿你的痛苦与悲伤得以减轻。愿你身处和平之中。"现在为自己背诵这些话："愿慈悲与我同在。愿我的痛苦与悲伤得以减轻。愿我寻找到和平。"

轻轻地呼吸，尽可能长久地维持"慈悲待己"这一练习。如果它很有帮助，你可以将手放在心上，仿佛在触摸你的真实本性，触摸你心中与慈悲同在的一切。花上十分钟，为自己背诵这些祈祷语。当你一遍遍地诵念这些关切之语时，体会它们带来的轻松与安宁。

让慈悲待己的精神成长。体会你是如何掌着内在的智慧与慈悲之灯，明白你将会凭借尊严与爱的能力穿越所遭遇的苦厄，明白你终将幸存。

之后，在你感觉准备妥当时，延展你的慈悲覆至那些你认识的人。一次一位。想象你的亲人和朋友是怎样的形象，然后将之放在心中。当你感受到自己对他们的爱时，去觉知他们的困苦、负担和悲伤。祝福他们。再次为他们重复慈悲之语："愿慈悲与友善照亮你的痛苦与悲伤。愿你与慈悲同在。愿你的疼痛与悲伤得以减轻。愿你寻找到和平。"轻轻地吸气，再吐出，将这一慈悲延展至每一位你所深爱的人，或是延展到整个亲友族群，用温柔包裹住他们。

你不能决定一切，各种条件在此集合交错。就如你无法决定响起的是何音乐，却能选择如何在音乐中起舞。

当你准备好，将你的慈心进一步向他人打开，渐渐将朋友与邻居囊括进来，再将其扩展至你并不相识的群体，之后向世界上所有受苦的人、动物与生灵敞开心扉。先将慈悲延展至那些可爱的群体，再是那些深受困苦的群体，最后是那些制造困苦的群体。为一切众生提供慈悲的祝福。

体会在你心中生长的善。设想随着每一次吸气，将其他生灵的悲伤与挣扎纳入自己的心，随着每一次吐气，给出你自己，让他们被爱与慈悲包裹，诵念祝词："愿慈悲容纳你的悲伤。愿你的疼痛与挣扎得以减轻。愿你内心平静安宁。"想象你的内心如一簇净化之火，能将世上一切苦厄转为慈悲光华。去体会真正的自己，一盏照耀着世界及其苦厄的明灯。

最后，完成循环，将慈悲带给自己。令慈悲之意常驻己心，默默复诵："我祝愿周围之人有慈悲与之同在，也祝愿自己身处大慈悲之中。"让慈悲浸润你的每一处细胞，盈满你所有的存在。"愿慈悲容纳我的挣扎与苦痛。愿我的痛楚与悲伤得以减轻。愿我的心宁静安详。"

如果你愿意，你可以不断重复和培养这一慈悲练习。如果它进行起来颇为困难，或是你觉得不知所措、缺乏同情，不要评判自己。善待你的经验，无论它是什么。当你准备好了，再继续播撒慈悲的种子，为他人，也为自己。记住，你不是要去解决这个世界的痛苦，而是用一颗慈悲之心与它相遇。

如果你在这一冥想中遇到困难，将注意力转到那些令你的慈悲自然流出的地方——孩子、爱人或是自己。使用这些简单的祝愿之语，或者将它们转化成你自己的语言，用以表达善意。渐渐地，你将学会朝生命中的一切敞开心扉。无论你在何时遇到这个世界的悲伤，在何时陷入艰难与困苦之中，让这种分享式的慈悲成为你对它们的回应。

在困难中唤醒
智慧

第四章

谁是你的敌人？心智是你的敌人。谁是你的朋友？心智是你的朋友。

我们欣赏那些在困厄中保持一颗冷静之心的人，欣赏那些在世界上举着一盏如此美丽的智慧之灯的人，我们被这样充满尊严与勇气的形象所感动。但那种精神并非只他们拥有，我们也一样拥有。尽管有时我们失去了与它的连接，但无损于这一事实——我们的内在深处有一盏智慧之灯，有一种具足慈悲、良知与理解的强大精神，而这些都可以为我们所用。

　　为了寻找这盏灯，我们必须以一种崭新的方式去聆听。许多年前，一位最伟大的灵长类动物生物学家乔治·夏勒从非洲研究大猩猩归来。夏勒是戴安·福茜的导师，后者是西格妮·韦弗在电影《雾锁危情》中扮演的那位学者。夏勒从他的非洲田野调查中返回后，在一场重要的生物学会议上发表了演讲，主题是类人猿的家庭模式。他谈到年轻猩猩之间的关系，它们的叔叔与阿姨，它们的亲缘关系是什么，以及银背大猩猩在族群中扮演的是什么角色——所有这些话题，都包含着前所未有的丰富细节与理解。与会的一位教授问："夏勒博士，数个世纪以来，生物学家就一直在研究这些生物，然而我们完全不知道这些。你是如何获得这样详细的信息的？"夏勒教授回答说："很简单。我没有带枪。"

前几代生物学家在进入深山时往往携带着大型捕象枪，他们害怕那些体形庞大、力量惊人的猩猩。猩猩感觉到这些闯入者令它们害怕，很可能深具危险性。但夏勒希望与猩猩建立一段真正的关系，他赤手空拳地踏入了丛林。手无寸铁，他就必须缓慢谨慎地行进，而大猩猩也渐渐感觉到他予以它们的尊重与照顾、敞开与认识。过了一段时间，因为他对猩猩从未构成任何威胁，它们开始允许他坐在中间，旁观它们家族与部落的一切活动。

害虫、干旱、动物的踩踏与昆虫的啃噬，无论遇到哪一种问题，园丁都不会放弃，只须去浇水、施肥、播种。你所栽种与照料的一切，都将结出果实。

下面的练习将以同样的方式帮助你学习，如何在自我探索与人际关系所遭遇的最大困难中，将这种饱含尊重的关注与认识注入其中。当你朝潜藏在挣扎之下的这一光明意识敞开时，穿过困厄的路径就将变得清晰。

这一练习十分简单，但它涉及观想，因此有必要对观想过程本身予以说明。在这个练习中，你不会被要求观想任何奇特之物。它仅要求你"用默观之眼去看"。你可以每天都使用这项技巧。当别人询问你去年生日做了什么时，或许你能毫不费力地记起些什么；图像将自然且轻松地出现在你的意识之眼中。你将看见如是种种——你讨厌吃什么，人在哪里，谁与你同在，又收到了什么礼物。

观想练习也是如此。你要做的一切，就是去觉察那些轻松且自然地出现在你意识之眼中的内容。也许它会以图片的方式出现，也许会以直观洞见的方式出现，或是身体上的某种体验，或是心灵领域的某种感觉。如果你对经验保持敞开，你将会找到独属于你的、运用这些练习连接内在智慧之灯的途径。

苦厄中的正念禅修

这是音频部分收录的第三个冥想练习。

以一种舒适的姿态坐好。放松，保持愉悦、悠闲和警觉。去感受你的身体休憩于大地之上。允许你的呼吸在这一刻居住与安歇。

保持静坐，选择生命中一个尤为困难的处境。清晰地将之勾画。当你回溯这一困难时，记住它的形貌。然后想象你回到那里。用你的默观之眼去看，尽可能多地留意你周围的细节。你在哪儿？有其他人在场吗？你是站着、坐着，还是躺着？你是在说话还是在聆听？尽可能回忆更多的细节。

此刻，随着你对场景的回忆，去觉知升起的种种感觉。你的身体有何感受？留意这时候你所经验的情绪与状态。留意你紧张或不适的程度，以及你如何回应这些感觉。

继续勾画处于这一困难情境中的自己。留意其他人的言行。这只是一场观想，你是彻底安全的，即使你可能经验到恐慌或不适，你依然是安全的。觉察你的身体，或是你意识的状态、你周围正在发生的一切。

往事已逝，未来尚远，你当存在于此刻。你当下的行动将创造你的未来。

　　此刻，驻扎在这一困难中，如果你在室内，想象有敲门的声音传来。如果你在室外，留意周围是否有人从远处向你走来。如果你正与别人相处，告诉他们"见谅，失陪一会儿"。

　　最初你并不知道谁将出现。让它成为一个惊喜。稍候片刻，然后打开门，或是等待他人走近，你将看见一位了不起的智者款款走来。他光华四溢，象征着困境中的慈悲、理解与勇气。对你而言，来者就是那位最能象征慈悲与智慧的生灵。看看出现的是谁。

　　想象这位发光的智者走向你，对你致以问候，并恳切相询："你是否感觉很难受？"细细体会笑容里的温暖与关怀。而后他再度开口："请让我帮助你，向你展示我会如何处理这个问题。将你的身体控制权交给我，我将进入其中，你可以隐身跟着我。没有人会注意到我已经进入了你的身体。"

跟随他们重返困境。留意当他们进入这一情境时，身、心、脑处于什么样的状态中。留意他们如何倾听和回应这些事件与场景。别着急，慢慢来。允许自己以任何方式观想这位智者在你的身体里做了什么。留意他如何行动，如何将慈悲与智慧注入困苦之中。让他们为你展示。直至他们尽己所能，在这个特殊的情况里完成能为你做的一切。再让他们宽恕自己，允许他们回到最初遇到你的地方。

　　现在他们将身体还给你，恢复本源的发光形态。临别之前，他们想再赠予你一份礼物。观想他们在自己的衣服下拿出礼物交到你的手里。那将是一个明确的象征，恰是你在这一困难情境中最需要的帮助。如果对你来说，这一象征开始并不够明显，那么将它举到光亮中，这样你可以更清楚地看见它。一旦你知道这份礼物是什么，向他们致谢。最后，在告别之前，他们会温柔地触摸你，在你耳边低语几句忠告。聆听、想象或思考智者留下的箴言。他们将会帮助你穿越困境。在你接受他们赠予的忠告与礼物之后，真诚地感谢他们的帮助，送他们离去。

现在，回到当下一刻，花几分钟思考他们如何走近你的困难，他们教会了你什么。写下这些智慧的教诲，以及你对他们所赠礼物的领会。

值得一提的是，对大多数人来说，智者的出现都极为迅速。不消片刻，一尊光华四溢的形象就将出现。这些智者从何而来，他们的礼物和忠告从何而来？我们！他们是我们那与生俱来的理解与慈悲的原型，根植于我们之内。他们是我们的自性本身。

完成这一观想后，回到当下。第一次进入你的艰难处境时，你的身体有何感受？你是否感觉到紧张、僵硬、恐惧、困惑和疼痛？现在，回忆智者进入这一艰难处境时，他们的身体作何感受。智者带来了他们身体上的放松、专注和善意。我们似乎已经明白，为最艰苦的挣扎注入善意、勇气和智慧，那是一种什么样的感受。

想象你是智者的化身。除了你自己，无人知晓。但你很清楚，你必须将关怀、理解注入所有事物。你要如何完成这一点？

记住这些闪闪发光的生灵在困境中是如何仔细地聆听，又是如何回应与行动。体会他们的爱与能量是如何汇聚在一起。当你再次陷入困境时，他们的行为将成为参照。

仔细思考他们赠予你的象征性礼物。它由你心灵的最深处升起，终于来到你面前。尽管这些礼物往往很简单，但人们反馈说，那是他们所需要的最完美的象征。有时候，那会是一面镜子、一柄宝剑、一簇水晶、一颗心，或是一根羽毛。无论如何，尽可能多地与你所获之物相处，直至它逐渐向你显露其中的多重含义。这份礼物犹如梦的意象，它是一个象征，最初似乎意义已经足够明确，但随着时间推移，才会有更深的维度与重要性逐渐呈现。

事实上，你在这一练习中获得的理解早已根植于你的内在。那些深邃而富有洞察力的语词来自你的灵魂。一定要把它们写下来。为自己大声念诵这些语词，好好体会它在你的心中引发的共振，并且要明白，这些信息来自你那智慧的自性，那了知一切的自性。当你在未来遭遇最艰苦的一段岁月时，重复它们，因为这些信息能够帮你度过最困难的时期。

如果你喜欢，不妨自由地使用这一冥想。这个练习可以帮助你以许多不同的方式回到不同的时期。你可以一再回到相同的问题，也可以尝试回到过去的其他困境中。也许会有其他的智慧生灵出现，捎来他们的礼物与信息。即使你无法轻松观想，也请允许自己在其他层面上使用这一方法。珍惜你在任何知觉通道中所体验的一切，因为它们都将照亮你内在的智慧。无论那是直觉、微妙的觉醒，还是某种确信，凡是你的身体所经验到的，请悉数尊重。

宽恕的
练习

第五章

他击败我，他掠夺我，他伤害我。抛弃这些想法。生活在爱中。

作为人类，我们必然会在某一时间遭遇背叛、冲突、损失和痛苦。也许是在家庭和团体之中遭遇背叛与冲突。有时候，这些苦痛仿佛不可逾越，我们渴望找到一条出路。而我们要做的第一步是设立界限，减少伤害，以此保护自己和他人。另外，宽恕也是穿越痛苦的必要之路——宽恕自己，宽恕他人，以及引发苦痛挣扎的事件。

有时候，你唯一能做的事情就是随它去。然后重新开始。

重要的是记住宽恕绝不会突然发生。你无法通过掩盖自己的真实伤痛来抵达宽恕。有时候，在我们走出来之前必须充分地体会悲痛、愤怒、绝望与伤痛。有时候，在你的生命中，你认为有些事绝对不可原谅。但迟早有一天，为了你自己的健康，你的内心将会意识到你需要放过它。我的良师益友马哈·哥沙纳达被称为柬埔寨的甘地，曾对蒙受巨难的千万难民说："记住：'仇恨从未被仇恨终止，而是被爱治愈。这是一个古老而永恒的法则'。"

这一教诲要求我们保持内心的高贵。为了寻求和平，我们必须通过爱来终止仇恨。"高贵的人，请记住你真正的身份。明白你的胸腔里卧着一颗伟大而宽容的心"。有一种觉知藏在我们内部，只要愤怒与怨恨驻留心中，我们永远也无法找到和平。由于缺乏宽恕，我们就会一直困在过去，一直传播与重复自己所经历的苦痛，一代又一代地延续。由于缺乏宽恕，一些战争持续了几个世纪，这些族群与国度的孩子，以及他们孩子的孩子，将一代又一代地经受痛苦和冲突。为了解放自己，我们每个人都必须许下承诺："这些循环的苦痛与报复在我这里就此终止。我拒绝将这种苦痛传递给我的孩子。我拒绝携带仇恨。"

放下过去。宽恕自己，也宽恕他人。别让你的心变得冷酷。

在这一方法下，宽恕主要不是为了别人，而是为了自己。它是我们负担的卸下，心灵的解脱。有一个故事我很喜欢讲，它所说的是两个前战争犯在出狱后再次相遇。其中一位问另一位："你是否原谅了捉拿我们的人？"对方咬牙切齿地回答："从未。"他友善地望着对方，说："那么，他们仍然将你关押在监狱里，不是吗？"唯有学会宽恕，我们才能从阻碍自己的苦厄中走出，继续生活。宽恕意味着放弃对一个更好的过去的所有期待。宽恕不是一项单一的行为，而是一项练习，一旦开始进行，就要持续很长的时间。当我的老师将宽恕练习教给我时，他说："不妨试试每天花上五分钟练习两次，六个月后，让我知道它怎么样了。"我发现自己对这个练习的理解逐月改变、逐月深化。满六个月后，我意识到，在我评估宽恕练习的效果之前，我的老师让我练习了三百次。

通过这段时间的宽恕练习，我发现有时自己能体会到驻扎心中的真正原谅；有时则感受到它的反面：不肯消弭的深长怨恨；有时我经验到疼痛，也有些时候我被剧烈的情绪和愤怒所淹没。但最终，泪水治愈了情绪的创痛。犹如被水流缓缓冲刷的石头，我内心的痛苦也逐渐消融。

宽恕并不意味着容忍发生过的事。事实上，它常常意味着你必须去做那些确保它不再重演的必要之事——无论是在你身上重演，还是在他人身上重演。最终，宽恕也意味着不将任何人从你的心中驱逐离开。那些练习宽恕的人明白这是一种关乎勇气的行为。正如《薄伽梵歌》所说："若要寻找勇者，请将目光投向那些能够宽恕的人。"

避开伤害，正直地行动。人性中最好的一面会在苦难中绽放。

我记得几年前，我乘坐火车从华盛顿到费城参加我父亲的葬礼。在我旁边坐着一位衣着考究的男士，他告诉我，他辞去了在政府的工作，与市中心的黑帮青少年一同工作。他负责的主要项目是与一个被指控谋杀的年轻男孩一道工作。之后，他对我讲了一个故事。

一个只有十四岁的男孩希望能加入城市里的某个黑帮，他为此射杀了一位同龄的孩子。他很快被逮捕，并因谋杀罪名被关押，在一段时间后被送去审判。在他被定罪之后，受害者的母亲在法庭上站起来，盯着他的眼睛说，"我要杀了你"。紧接着他就被铐上了手铐，投进了监狱。

男孩被监禁后，受害者的妈妈前来探访。他深受冲击，十分震动。第一次探访时她只待了一会儿，同他说了几句话，之后又陆续为他捎来一些必需品——在监狱里买东西的一点钱，一些文具。再往后她开始规律地探视他。在他服刑的三四年中，她持续定期前去探访。

当他刑满释放时，她问他出狱后有何打算。可他完全没有主意。"你要去哪儿工作？"她这样问，他没有答案。她告诉他："我有个朋友在做些小生意——也许你可以在那儿获得一份工作。"又问："你要在哪儿住？"他依然回答，"我不知道"。他说：

"即使是在我来这儿之前，我也没有什么家人。"于是她表示："好吧，你可以和我一起生活。我那有个闲置的房间。"年轻人就这样住进了她的家，做着那份她介绍的工作。

六个月以后，她将他喊到客厅，让他坐下。"我想跟你谈谈。"他回答说："好的，夫人。"她看着他："还记得在法庭上你被定罪的那天吗？"他说："当然，夫人。"她接着说："记得我站起来对你说，我要杀了你吗？"他说："是的，夫人。""嗯，我已经做到了。我开始改变你。我一遍一遍地去探视你，给你带些必需品，跟你做朋友。当你出狱时，我照顾你，为你谋了一份工作和一处落脚之地，因为我不希望那个冷酷地杀掉我儿子的男孩依然活在地球上。我做到了。你不再是那个男孩儿。但我失去了儿子，身边没有人，现在你在这儿，我想知道你是否愿意留在我身边，跟我共同生活一段时间。我可以像培养自己的孩子一样对待你，如果你允许，我想收养你。"于是，她成了这个男孩的妈妈，这个

杀害了她亲生儿子的人的妈妈。他一直未曾有过的
妈妈。

对大部分人来说，宽恕不会如此戏剧化，但无论事情大
小，我们都需要找到宽恕的治愈之泉。我们必须从所在之处
开始：我们的身体、精神、心灵。无论采取何种方式，我们
都需要去宽恕，去冲走自己背负的愤怒、内疚与责备。一旦
学会如何原谅自己，我们就能请求别人的宽恕，宽恕那些我
们曾经造成的伤害，从我们的无知与挣扎中离开。然后我们
将能够用真正的宽容之眼去看待那些伤害过我们的人，从他
们的痛苦与无知、愤怒与困惑中离开。在那一刻，我们会明
白宽恕的真正意图与目的——宽恕这件事永不嫌迟，它是让
我们从过去经历中得救的唯一解药，让我们得以真正地重新
开始。

不要听从那些煽动你的人，也不要听从那些劝你沉睡的
人。尊重他们，感谢他们。然后谨记，有一只鸟的叫声唯有
你能听到。

宽 恕 的 练 习

无论发生了什么，好好照料你的身体、你的内心。当你感觉有沉重的压力围绕着你，拉伸、晃动你的身体，做三次深呼吸。回归此时此地。

在一个舒适的位置坐好。轻轻地闭上你的眼睛。休息片刻，让自己放松。当你准备好了，留意你的呼吸，以一种特殊的方式呼吸，仿佛你的气息温柔地从心脏吐出、纳入。现在，允许自己体会那些依然存在的情绪，那些由于你并未选择原谅而依然竖立在心中的壁垒。这些情绪与壁垒，有些来自对他人的无法谅解，有些则源自无法宽恕自己。让自己去体会那种痛苦和压抑，那种源于封闭内心的痛苦与压抑。随着你轻柔地呼吸，按照下面的三个步骤开展宽恕练习。

宽恕的第一个方向是请求别人的宽恕。

自我反省："我曾以诸多方式伤害过别人，背叛、抛弃、使他们陷入挣扎与苦痛，故意与无意兼而有之。现在我记起这些伤害。"

观想并回忆你曾经施予他人的伤害——可以是一两个特定事件，也可以更多。根据你的需要，尽量多用些时间去体会、去感受，无论这些记忆是否给你的内心造成了负担。回忆你的痛苦与困惑、创伤与恐惧是如何驱动了你的行为。现在，允许你自己去感受真正的悲伤、遗憾与痛苦，那些依然停驻于身心的悲伤、遗憾与痛苦。当你准备好了，就去认识这一点：最终你能够卸下这些负担，并请求宽恕。在更多的呼吸之后，默默地对自己复诵："由于我自身的恐惧与困惑，由于我自身的愤怒、伤痛与挣扎，我曾有意无意地给你造成悲伤，我在此请求你的宽恕。原谅我。请你原谅我。"在你请求宽恕的同时，逐渐地允许自己接受宽恕的祝福。允许自己赔罪，放手，从这一负担下解放自己的心。你可以被原谅，去感受这一点。

宽恕的第二个方向是原谅你对自己的伤害。

正如我们引发了他人的痛苦，我们也曾以诸多方式自我伤害。在伤害别人的同时，也伤害了自己。在许多方面，我们都曾抛弃和背叛自己。花些时间，回忆你在自己身上造成的苦痛与挣扎。你有意无意地对自己施以伤害，用思想、语言或是行为。好好地感受自我背叛的代价。去体会你对自身行为的审判，认识它造成的伤害、悲伤与羞愧，那些依然停驻于你身、心、意的种种。认识到你已准备好卸下这些负担。

当你记起了它们，延展你的宽恕柔软地覆住所有伤害，你可以默念："由于我的恐惧、困惑、伤痛、愤怒与无知，我曾用某些行为抑或无所作为来伤害、背叛和抛弃自己，在造成别人的痛苦时也未放过自己。此刻我扩展对自己的宽恕，以慈爱与温柔将自己包裹。我原谅自己。"如果它是有效的，你可以将手放在心上，让宽恕在这一刻真正与你同在。然后复诵："我曾因无知与恐惧对自己施以伤害，我曾因创伤与困惑令自己深受折磨，我予以自己原谅。"让宽恕的药膏抚触你身体的每个部分、每个细胞。让它洗涤每个故事和你存于内心的感受。使你的意识在伟大的宽恕之心中解脱。轻轻地呼吸，只要你需要，大可继续这一练习。

宽恕的第三个方向是原谅那些伤害你的人。

在这个练习中，有一件事格外重要：不要匆忙，也不要期待你能够立刻原谅别人。有一段时间，宽恕的练习会唤醒它的反面。你将会逐层体验到愤怒、悲痛、泪水、懊悔与羞愧。无论发生什么，都请以温柔、宽恕和慈爱相待。让这个练习变成一个净化的过程，渐渐地、一点一滴地清理你的内心。如此一来，当你准备好了，你就能放下过去，原谅那些曾经伤害你的人；你就能与你的生命一道自由地往前行进。

从默念这段话开始，"我曾多次被他人有意无意地伤害，被人虐待、抛弃、背叛。现在我记起了这些事"。想象这些场合，去体会那些依然停驻在你身上的痛苦与悲伤。当你的心准备好了，去感受这些痛苦负担，并决心借由对他人宽恕的延展来释放它。请默念："我记起你曾施予我的诸多伤害，对我的抛弃或背叛。我明白你的行为是出于你自己的恐惧与伤痛，你的痛苦、愤怒与困惑。这种痛楚在我心中贮藏已久。我已经做好准备，愿意宽恕施加伤害的你。我放过你，我原谅你。我将尽己所能，不将任何人从我心中驱逐而出。我将放下过去，踏入新生。然而我无法容忍你的行为，且会竭尽全力阻止你再去伤害他人。这一刻，我放下你。我给予你谅解，而后继续前行。"

　　将呼吸轻轻带到心脏附近，如果第三个宽恕练习对你很有帮助，不妨继续使用。以一种温柔而勇敢的方式一次又一次地重复，释放你的心，就如你放下他人那样。

疗愈的
宫殿 ———第六章———————

永远不要低估你的力量。

在生命的某些特殊时段，我们全都需要疗愈。有些时候，我们需要治愈的是生理疾病。在另外一些时候，我们需要治愈的是经历的创伤，找到方法释放那些依然停驻在我们身体里的苦痛。我们需要将自己从冲突与痛苦带来的挣扎和情绪中释放，那些因人类的愚蠢而生的冲突与痛苦。

无论是拒绝病痛与悲伤，还是用愤怒与厌恶推开它们，都无法让我们获得疗愈。相反，我们必须以一种温柔、治愈的能量对待被病痛折磨或被撕裂的一切，对待那些被损坏或丢弃的种种。我们吟诵："愿我成为所有患病者的良药。愿我为自己与他人带来疗愈。"我们相信治愈是可能的，并将自己奉献出去，成为治愈的一部分。我们逐渐温柔而智慧地对待他人和自己，哪怕正在经历恐惧与悲痛。

有时这就是疗愈的全部要求——让自己成为礼物。曾有一位男子在四岁的儿子因车祸去世后，来到中心参加我们为期两个月的学习。这位男士，这个父亲，过去一直在开车。在事故发生后，他立刻与各种治疗师交谈，以寻求帮助，也得到了许多朋友的安慰。然而，在某种意义上，这种忙碌也是一种回避悲伤的方式。最终，当他准备好了，他来到这里参加一次正念禅修。也不知究竟是何缘故，但总之他明白了已经是时候直面他的痛苦，在痛苦中寻找痛苦的解药。起初，他在冥想中使用了所有他曾修习过的祈祷、咒语和观想。最终，在某日清晨，他只是静静地坐着，而悲痛、内疚与失去的浪潮顷刻间卷席而来，奔泻而出。对疗愈而言，那简单而必要的任务变得明显：温柔地注视从裂缝中涌出的所有悲痛与挣扎。

你能看到有多少苦难引发的情感震荡围绕着你吗？你是否能够怀着一颗体谅而诚实的心，更深入地倾听？

永远不要低估你的力量。当你怀着勇气与爱走到痛苦面前，当你以修复之心而非恐惧之心触摸伤痛时，你就能获得治愈的力量。疗愈源于我们对他人的温柔关注与拥抱。我想起一位朋友，她的女儿患有严重的脑膜炎，正在一家康复医院住院。医生不相信孩子能恢复大部分的功能，但这位妈妈总是深情地陪伴女儿，坐在女儿身边，日复一日，不厌其烦。大约一年之后，妈妈开始托着女儿的手掌和胳膊与女儿一道努力移动，帮助女儿逐一学习发音念词的口形。令医生大为震惊的是，她的女儿最终康复。现在这个女孩儿已经念完了法学院，从事与残疾人律法相关的工作。

我曾在旁观察，一位伟大的缅甸禅师是如何照料一位患上脑癌且得知她只有一个月可活的年轻女孩儿。我以为他要向她解说如何有觉知地死去，提供佛教经义中关于如何创造生与死的通道的教诲。事实上，他完全没有做这些事，他注视着这年轻女孩儿，说："生命是珍贵的。你必须尽己所能地治愈自己。这是一些疗愈的祝祷，这是用于治疗的圣水，这是一些疗愈的练习。只有在最后，如果你无法治愈自己这件事变得绝对清晰，你才应该进入死亡的练习。"这个女孩儿将自己献给这些练习，最终活得比任何人的预期都要久。只要你能做到，尽量去寻找令生命变得宝贵的激情，再将这份关怀注入你对身心的治愈。

疗愈的宫殿

这是音频部分收录的第五个冥想练习。

舒适地坐着，闭上双眼。确保你的座位足以让你保持临在、觉察、接地和放松的状态。当你轻松地坐好，感受你与地球的连接。进入你自己，去感受你的气息如何在体内流动。

接着，不需要尝试改变任何事，温柔地关注你身体中舒适或不舒适的种种。留意有哪些地方存在紧张、收缩或疼痛，其他地方则惬意与放松。留意你的头脑中是否存在混乱或重复的想法。留意你内心的状态。它感觉起来如何？是紧缩的、温柔的还是敞开的？它是否充满了情绪或感受，像是疲劳或欢乐、悲哀或愤怒？无论存在的是什么，你要做的仅仅是见证它，不要评判。不要忘记呼吸，放轻松，放轻松。

几分钟后，开始以任意一种方式设想或体会——你飘浮在空中，像乘着一条魔毯那样驶向清澈、湛蓝的天空。慢慢来，别着急。想象你离开地面，静静地飘浮在清澈的天空和明亮的阳光中。过一两分钟，让自己逐渐下降。想象着你降落在一座神圣、美丽的疗愈宫殿中，一处充满着智慧、疗愈和爱的地方。让这座宫殿成为一个惊喜。它可能是你曾经去过的地方，也可能是你从未光临的地方。室内室外皆可。去歇息。只要你需要，花尽可能多的时间想象这座宫殿，感受它、勾勒它。

现在，去体会你在这座疗愈的宫殿中有何感受。这疗愈之地对你来说像是什么？对于你身心的临在状态，它是否产生了什么影响？

你在宫殿之中对自己有何感觉？体会宫殿的能量如何影响你，让自己意识到你的伤口要求治愈。一旦你的意识中有清晰的伤痛出现，去觉察附近那美丽的疗愈祭坛。现在想象你坐在祭坛之前。一段时间之后，一位居住在宫殿之中的治疗师将会向你走来，他明智且慈爱。当他出现时，敞开自己去感受或想象这位闪闪发光的智慧存有。随着治疗师接近你，他将轻轻向你鞠躬。之后，他将自己那温柔的疗愈之手覆住你身体伤得最深的部分。去感知你受伤的肢体、痛苦的内心或受创的额头上这疗愈之手的存在。如果你愿意，你可以用自己的手放在最深的伤口处，盖住那些悲伤、苦痛与病痛的地方。好好抚摸它，犹如那伟大的治疗师引导着你的手。明白这一点——无论你曾多少次掩盖或抵抗这些伤痛与悲伤，多少次在恐惧或厌恶之中遇见它，现在已是你敞开自己面对它的时候。

当你感觉身体已朝这疗愈的抚触打开时，探索你的感受。这抚摸是暖是冷，是坚硬还是温柔？让你的觉察变得轻柔，以爱相抚。感受你的伤口、恐惧和苦痛被那甜美与开阔所抚慰。

随着疗愈的抚慰，打开伤痛的核心，感受你如何隔绝了这一痛苦，如何希望它消失，又是如何抵抗自己的体验。现在，你已做好敞开内心去经验这一痛苦的准备，在那光之存有的抚摸下，用你自己的手维持爱的注视。感受疗愈之药通过这样的抚摸渗入你的身心。如果有效，就尽可能地与这疗愈多多相处。之后，转向另一处要求治愈的地方。慢慢来。

在这位治疗师收回他的手之后，他有礼物要赠予你。祭坛上有一个盛放着完美之药的包裹，现在这光之存有将它交到你手里。这治愈之药将是一个象征的形式，象征着你真正需要什么。打开这份礼物，看看盒子中究竟藏着什么。如果你不能清楚地看见它，把它举到光亮之下。拿好这份治愈之药的象征，去认识它对你来说意味着什么。

假定你需要一场磨难来学会最重要的功课，它教会了你怎样的真相？

现在放松，在这疗愈宫殿里，在那闪闪发光的光之存有面前，饮下祝福之酒。最后，想象他们怀着丰沛的慈悲朝你倾下身子，在你耳边轻柔低语，为你讲述你最需要的治愈之语。去听，去想象，去思考，去感受这些治愈之语。以任何你可以接受的方式吸收这些祝福。回忆他们的礼物和语词，将他们植入你的内心。

在你离开之前，如果你对这位明智的治疗师有任何疑问，可以询问他们，他会回答你。当你觉得满意时，不妨在这座宫殿里歇下，允许他的疗愈力和慈悲的精神充盈你的身、心、意。让它触及你存在的所有面向。

在这里停留多久，取决于你自己的意愿。当你准备好了离开时，想象你向那位治疗师鞠躬，怀着对他赠予的每一件物品的感激之情。

虽然你即将离开，但是你要明白这座宫殿就存于你的内在，你可以在任何时间回去，只要你有这样的需要。记住这一点——其实你随身携带着自己需要的所有医药与恢复力，它们就在你的内心中。

心碎时的
正念

第七章

你的日子流逝如彩虹、如闪电、如黎明时的微星。
人生苦短。何必执着于争吵？

在犹太神秘主义的传统中，一位伟大的拉比（老师）教导门徒要记住并深思所受的教诲，将那些祝祷与神圣之语放在心上。有一天，一位学生询问拉比，为什么他总是用"放在心上"而非"放入心里"。拉比回答说："唯有时间与恩典能将这些故事的本质放入你心里。我们在这里背诵、学习，将它们置于心上，某一天当我们的心破裂时，它们就会跌下去。"

　　当你心碎时，无论是因为什么，爱情、友谊或是伙伴关系，那终归是一段格外痛苦的经验。它深具伤害性。现代神经科学已经发现，我们所经验到的情绪挣扎和生理疼痛储存在同一块大脑区域。当感觉被抛弃、拒绝时，我们寝食难安，呼吸困难，身伤心碎。

所以，当你被迫失去一位朋友或爱人时，你能做什么？我们反复告诉自己谁是谁非，而在这关于是非的故事背后，你能够发现什么真相？除了徒劳地浪费时间，试图解释他们的一切言行，你还能做什么？相比于不断自我证明，希望既成行为与事实有所不同，你能否做些更有用的事？当故事几近令你淹没在绝望中，你能做什么？是相信自己出了差错、不够可爱，相信你才是事情变坏变糟的原因？

当你经历损失与背叛时，你要做的第一件事是找到重新恢复自尊与智慧的方法，由此才能够承担内心的痛。格拉夫·德科黑姆禅师曾谈及以一种清晰而有觉察的方式穿越苦厄的必要性：

> 真正踏上修行道途之人若是遇到生命的陷落，不会向朋友寻求避难之所，也不会寻求安慰与鼓励让老旧的自我继续存活。相反，他将寻找那些忠实且无情之人，帮助他冒险并挑战自己，由此得以忍受痛苦并勇敢地穿

越它。唯有一次又一次地将自己暴露于毁灭之下，最终才
能有坚不可摧之物于内在升起。勇气的尊严在此显现。[1]

万物如沙堡，皆是一时的存在。建设它、照料它、享受
它。当时机到来时，允许它离去。

有些时候，令我们获得最大成长的恰是这些痛苦、失去
与背叛。这意想不到的崩裂深化了我们的能力，那种朝向真
实、自由的生命的能力。借由找到穿越苦痛的路径，我们的
智慧、爱与慈悲的能力往往会有所加深，它们将帮助我们走
出将来遇到的相似困境。此外，学习如何在苦厄中生存能够
让我们在心爱之人陷入困境时，知道该如何言语、如何行动，
这是为数不多的途径之一。接下来的冥想邀请你找好位置，
怀揣你那颗疼痛、破碎的心，让爱、尊严、欣赏与它同在。
这些都是它应得的。

心 碎 时 的 正 念

这个冥想练习，请访问 Sounds True.com/bonus/Jack_Kornfield_dark。

开始这一练习，找到位置坐好，闭上双眼。感受你的身体坐在大地上，与大地的中心有一种深深的连接。

当你准备好了，将觉察引入你受伤的心。感受内心的疼痛，以及伴随而来的无价值感、渴望、恐惧、孤独、脆弱和需要。让你自己去体会其中同样存在的温柔，还有愤怒、悲痛、激动或沮丧。也许你感觉被抛弃，也许你觉得困惑，也许你觉得快死了。

现在扩展你的意识至整个身体。太阳神经丛那里感觉紧绷吗？胸腹那里有空虚感吗？是否有感觉到冷或热的部位？身体有哪些部位在颤抖或震动吗？肩膀上有压力感吗？随着你对身心感受有所察觉，继续静坐，无论你觉察到什么，请对它们保持礼貌的关注。

留意疼痛的层级，留意生命中关于抛弃与失去的老旧故事，留意你的抗拒与失望。当你觉得自己可以感受到生活中所有积累的痛苦，看看你是否能够将它想象为一个恶魔，一个想要占据你、伤害你、吞噬你的恶魔。而后，一旦你在意识中有了关于这个恶魔清晰的想象，向它鞠躬。我们全都有自己的恶魔，而它们也一样期待我们的尊敬。一旦你予痛苦与心碎以尊敬，问问你自己，这是真正的你吗？这痛苦是你的本质，你的灵魂吗？现在敞开自己，去感受那些围绕着这颗受伤之心的孤独，你与所有生命共享的孤独，始终存在的孤独。之后让这孤独打开并扩展，直至它成为一切。感受它从个人的孤独感转变为一种巨大的孤独，广阔、静默、渗透了整个世界。然后，当你觉得它已经完整时，轻轻地吸入这份孤独。在这里找到你的平静。那是你的家。

这是你的休憩之地。轻轻地吸入这份孤独，然后将它吐入你周围的广阔空间。

一旦你在这孤独内部体会到确定感，去觉察在这漫长的时间历史中你的循环周期，以及你的生活如何随着季节更迭而变动。回顾你的生命——首先回顾过去这一年，然后走得更远，十年、二十年、三十年。看看你爱过多少次，心碎过多少次。你是永恒循环的一部分，你与所有生命都共享这一结合又分离的循环，每时每刻，永远不变。去觉察这一刻在世界上有多少颗破碎的心，为它们吐出慈悲的呼吸。

现在，当你坐在此处拥有这一广阔的视角时，回转到你自己的心。仔细聆听，听听你的心在经由它的破碎教你什么。它会教导你，你因苦厄变得更强；它会教导你，你因穿越困境而了解真实的自己。借由你的失望与损失，你将明白你到底是谁。你将发现那些不会离你而去、不会被摧毁的东西。

铭记这完整与幸福。当你感觉到最深的完整时，从你静坐之处与一段时光的记忆相连。吸入这些被记起的关于完整性的感觉。再次从这完整与中心出发，让这世界上所有关于伤心的歌曲都传入你的耳朵。感受所有像你一样正在经受苦难的人的勇气。以慈悲、以尊敬，以爱、以泪，以勇气、以一颗温柔之心，与他们共同呼吸，向他们鞠躬作礼。

从你那广阔智慧的角度出发，去认识其他的人与物都并非为你所拥有。他们来到这里，只因他们有自己的目的。他们抵达，而后他们离去，而你可以用智慧且满怀理解的视角，见证这一切起落。不管你失去了什么，你都能够继续保有这份完整性。

将你的手放在你破碎的心上，或是你的胃部、额头，任何因失去而感觉空洞的地方。带着慈悲触摸你的苦痛，同时记住你的尊严与完整。诚挚地对你的完整宣誓，释放一切令你觉得自己弱小的事物。在最深的层面上，你是自己的禅师，能够看见并理解一切，能够让这一切悉数存在于你广阔、敞开的内心。好好体会这一点。

真正的爱与信仰将在最深的黑暗中到来。在黑暗中有一种特殊的美。在那些黑暗的时期，你的双眼可以认出真正的朋友，你依凭的就是他们所举之灯发出的光亮。

平等心与
静定 ————第八章——————

随它去。

英国广播公司曾做过特蕾莎修女的采访，记者是马尔科姆·蒙格瑞奇，当时特蕾莎修女在为孤儿和临终患者服务。在花费将近一小时与她共同工作之后，马尔科姆说："亲爱的特蕾莎修女，你知道，这份工作如此伟大，但从某种角度来看，对你而言它要更容易一些，因为你是一名修女。你的生活如此简单，不必理会家庭、保险政策、婚姻与人际关系的复杂。"她打断了他，说："不，不，不，我也结婚了。"她举起手上的金戒指，那是所有修女与基督举行婚礼时都会留下的纪念品。她停顿了片刻，然后望着他，说："有些时候，他也非常令人头疼。"

如果这适用于特蕾莎修女，那么也将适用于我们所有人。我们都会经历一波又一波的得失、毁誉、赞美与责备，这些浪潮突然袭来，将我们推至生命的拐角。我们每个人都需要找到自己的方式，在这一切浪潮里保持一颗平静与稳定的心。

要做到这一点，内心本真的爱与平等心的智慧必须取得平衡。如果我们聚焦于爱与慈悲的感受但缺乏平等心与静定的智慧，就将过分执着于事物的存在方式——以我们喜欢的方式存在。即使我们能够爱这个世界，并以慈悲承载这个世界的悲伤，我们也一样需要平等心与静定，它们将教导我们如何平衡那些无法改变之事。

我曾在圣克鲁兹的一家绿色食品店见到沙吉难陀尊者（瑜伽大师）的海报，海报上的他长须飘飘，扎着一件浅橙色的缠腰带，以名为"树式"的经典瑜伽姿势站立。这张照片的非凡之处在于，沙吉难陀尊者以"树式"维持着身体的平衡，而他那只脚还踩着遨游于巨浪巅峰的冲浪板。海报下方，有这样一行醒目的字："你无法令波浪静止，但你可以学会冲浪。"平等心与静定法门的精神不在于波涛将会停止，而在于我们的内心与头脑可以变得开放和平衡，在于我们可以从一个宁静之地目睹世界的季节更迭。

对平等心与静定的寻找，要求一种对生命本然神秘性的接受。现代科学告诉我们，大爆炸诞生了宇宙，猛地将物质扔给了空间。一些物质形成了恒星，一些残留物形成了行星。如此一来，地球上的一切，无论是石头、青蛙、云，还是我们的身体，都是由与恒星、行星相同的材料形成。宇宙学家布莱恩·斯温说："四十五亿年前，地球还是一块燃烧的岩石，现在它都能唱歌剧了。"

当你可以将自己的生命视为这形成整个宇宙空间的巨大神秘力量的一部分，你就能更加容易地接受所遇到的困难与艰辛。它们是生命演变的一部分。你面临的诸多困难中包括结束，但迄今为止，没有哪个成为你故事的终结者。缺乏对整个故事的了解，我们无法得出关于自身困苦的任何明确结论。我们依然身处其中，也不知道终究会如何。

所有的教诲都指明无常，"没有什么会持续如此"。——铃木俊隆。

不幸的是，生命并没有规律。我的老师阿姜查曾说："诸行无常，不是吗？"接受生命中这基本的不确定，意味着发现无常的智慧。一切都是不确定的，当我们意识到这一点，并学会放松地进入这种不确定时，我们将逐渐信任这广阔时空里个体生命的演变。铃木俊隆禅师也曾说："当你意识到诸行无常的真相，并在其中找到你的定力，你就在涅槃中发现了本性。"

当你失去所有，那就是你的机会——锤炼你的勇气，捍卫那些不可能失去之物。

若想修定，不妨反思一颗宁静之心的价值，这将有助于此。"没有谁能够伤害你，哪怕是最坏的敌人也比不上你未经训练的心智。没有谁能够帮助你，哪怕是你最亲近的父母也比不上你久经锤炼的心智"。——这是两千五百年前智者所说的话，此刻在我们心中产生回音。倘若能够练就一颗宁静之心，我们就将自发地为触及的一切带去祝福与和平。一行禅师曾说："在一条挤满了越南难民的船遇到暴风雨或海盗时，如果所有人都陷入恐慌，那么一切都将失去。但只要有一个人能保持冷静与专注，那就已足够。这将为所有人带来幸免于难的方法。"

当我们能够在自身内部找到这样平静的中心，就好像我们抵达了所谓的"克伦西亚"（querencia），在斗牛术语中，它意味着让公牛感到最自在安全的地方。为了成功地击败公牛，斗牛士必须逼迫公牛离开它的"克伦西亚"，它的完整之所。对人类来说，"克伦西亚"是我们的专注与平衡所居住的地方，在这里我们对遇到的困难有全然的觉察，我们能够保持冷静、和平与智慧。如果能够做到任何人、任何事都无法迫使我们离开"克伦西亚"，我们就能获得必要的力量来接受自身的困境。

不要扩大问题。不要加深恐惧。不要加深混乱。首先，深呼吸。然后，仅仅去看，看清楚这一情境。

留在我们的"克伦西亚"并不需要改变与困难永不出现，不要将平等心、静定与退缩、冷漠相混淆，记住这两点至关重要。退缩与冷漠被称为"平等心的近敌"，这意味着它们会伪装成平等心，但冷漠与退缩是基于恐惧，而非接纳。唯有我们对所有经验都保持一种平衡、开放与接纳的态度，真正的平等心才会升起。平等心是对包裹着这一无常世界的巨大空性的觉察。就如《道德经》所说：

> 故有无相生，难易相成，长短相形，高下相倾，
> 音声相和，前后相随。是以圣人处无为之事，行不
> 言之教。万物作焉而不辞，生而不有，为而不恃，
> 功成而弗居。夫唯弗居，是以不去。[1]

心怀爱意，而非麻木不仁。这才是正途。

我们常常生出一种自己能够掌控生活的幻觉，而与平等心一道出现的，则是对这种幻觉造成的限制的觉察。我们可以给予他人爱与关怀，尽力援助、为之祈祷，但我们无法控制会发生什么事。我们也无法控制别人的行动或感受，无论是孩子、爱人、朋友，还是我们的家人。平等心为我们提供了一种智慧的方式与生命中的他人相连，那就是无条件地爱他们。从无条件的爱出发行动，我们能够体验到对他人深刻的关切与爱护之意，但也明白，他人的快乐与痛苦取决于他们自身的行为，而不是我们的意愿。

这不是要用谁的力量拯救世界，而是以一颗怀着爱、关切与和平的心，力所能及地多做些事。你可以悉心照料你所触及的世界，你可以为这个世界添一笔美丽与理解，你可以成为在暴风雨中遭遇海盗袭击时，船上唯一镇定的那个人。从平等心与静定出发行事，你也可以借此向他人展示，这样的做法是可行的。当你这样做时，你将为这复杂的生命演化再添一分平静之力。在那一刻，你会觉得自己是这浩瀚源头的一部分，重归那诞生了你和一切生灵的源头，回到每时每刻都围绕着你生命的寂静中。

平 等 心 与 宁 静

这是音频部分收录的第六个冥想练习。

找到一个位置，以一个轻松和端庄的姿势坐好。感受你与大地的连接。温柔地留意你的身体，感受呼吸的进出。随着每一次呼吸，允许你的身心越来越安定、越来越平静。在静坐的同时，不妨细想一下，抵达平衡与宁静的意识会令你获益多少。你可以记住，"有些人发现他们可以离开混乱的反应，变得安忍如大地，不为怒火与恐惧所动；坚稳如磐柱，平静明澈如池水"。为你自己的生命和周遭的世界带来一颗平静的心，这是何其伟大的礼物，让自己去体会这平衡与惬意的内在感受。邀请宁静与平衡之心的品质与你同在，让它充满你的身和心。

现在，随着每次呼吸，让你的身心愈趋平静。轻轻地复诵这些词句，邀请伟大的平静充盈着你。体会随着这些举动，你是如何变得愈加平静。

吸气，呼气，我让身体逐渐安宁。
吸气，呼气，我让意识逐渐平静。
愿我平衡。
愿我安详。

随着每次呼吸，轻柔地纳入、吐出，我让自己
的身体渐渐安宁。

吸气，呼气，我让自己的意识渐渐安静。

愿我平衡，身处祥和之中。

花些时间与这些词句相处。当你开始体会到身心的安宁，
将这种沉静的感受进一步拓宽，直至你体会到那开阔的平等
心。承认一切事物都在生灭循环之中——快乐和悲伤也好，
愉悦和痛苦之事也罢，还有人类、建筑、动物甚至整个文明，
皆在其中，无一例外。不妨让自己休憩于寂静之中，成为一
名平静、坚稳的见证者，见证这壮烈的生命之舞。

现在，随着你继续呼吸，品味无常中寂静的真正质地，
并让下面这些平等和静定的词句予以滋养和鼓励。

愿我学会接受一切生灭，不失平衡，不失平等心。

愿我变得开放且平衡，面对无常诸行，亦能居
于静定之中。

让寂静进入你存在的每一部分。打开你的身心，超越一切疲倦或挣扎，在这浩瀚宇宙中稍作歇息。

别着急，慢慢来，背诵这些祈求平静的词句。当你体会到，你已在自身内部建立了一种平等与静定时，不妨开始想象你某位亲人的脸，让他留在你的意识里、你的心中，复诵如下词句：

> 愿你目睹一切生灭，不失平衡，不失平等心。
> 愿你变得开放且平衡，居于静定之中。

让你这位亲人的形象被静定所包裹。当你感觉已经准备妥当，就继续祝福其他亲人，继续轻柔但全然地呼吸，无论发生什么。一切众生皆在因缘果报之内，须得接受自身行为导致的业果。请仔细反思并认识这一点。为了将你的心从他们的痛苦中释放出来，为了怀着静定与平等心去爱他们，不妨诵念如下词句：

> 你的幸福与痛苦取决于你的行为，而非我的祝福。

愿你找到开放、平衡与静定。

随着平等与静定的品质于你内在生长，你可以逐渐拓展这一冥想的覆盖范围，将你的亲人、朋友、邻居、捐助人都囊括进来。依次勾画每个人，为他们背诵祝愿和平的词句。

接下来，继续扩展祝愿的范围，将你不认识的人也纳入进来，然后覆至动物和其他生灵，最终覆至整个大地。当你在平等心的修炼上走得更远时，你可以将生命中带给你痛苦的人也囊括进来——哪怕是带来最深痛苦的人——祝福他们找到宁静与和平。

最后，将你的注意力放回自己身上，带着一颗安宁之心静坐于此地，复诵如下词句：

愿我目睹一切生灭，不失平衡，不失平等心。
愿我变得开放且平衡，愿我的心居于祥和之中。
你的幸福与痛苦取决于你的行为，而非我的祝福。

愿我和一切众生皆能安歇，以一颗和平之心。

愿我在一切事物中找到平衡与静定，找到慈悲
与平等心。

如果你愿意，不妨继续这项平等心的练习，在这伟大的
静定之心中好好安歇，时间由你自己控制。

在困难之际，若你心烦意乱，被反应裹挟，记得停下来。
深呼吸。保持正念。正念意味着不带反应、友善地去看。该
怎么做，你知道的。

当你结束这项练习时，环顾四周环境，看看你在周围创
造的世界。决心让你的家变成一处静定之所吧。关闭有线电
视，关闭新闻网络，开始播放莫扎特的音乐。拉开窗帘，去
山上散步。开辟一块花园，当鸟儿来访时，不妨在花园中静
坐以待。花些时间，重新与那伟大的生命周期相连，然后在
这一切的中心成为静止点。

你的最高意图

第九章

身处厄境，不失喜悦。

你也需要一个可靠的指南针设置方向，引导你穿过那艰苦的水域。当你身处困难时期，当你遭遇背叛，当你失去工作、朋友或爱人，当你与家庭产生冲突，或是当你罹患恶疾，你都需要一种指引自己的方法。

但是，若你看不到任何清晰的港湾，这时候究竟要如何设置你的引导？若你陷入不可抑制的情绪，若你的意识执着于寻找是谁犯了错、谁对谁做了什么，或是不断编造关于谁是谁非、原因为何的故事，你要如何积极穿越这艰难的时光？当我们被困境压倒时，有时我们知道自己的行为只会让问题变得更糟，但我们却不知该如何停止。

尽管一部分的我们陷入了悲伤、愤怒，或是报复的冲动中，但内在依然有一位智慧的灵魂深知——无论身处怎样的环境，如果我们能带着尊严、勇气与宽恕行动，那将有益于所有人。

　　在佛教的传承中，将自己奉献给勇气和慈悲精神的人，被称之为"菩萨"（bodhisattva）。在这个词里，"bodhi"意味着觉醒，而"sattva"意味着存在。菩萨是承诺要唤醒众生佛性的存在，"众生不度尽，誓不成佛"。菩萨以慈悲为己任，以让人性中闪光的美丽被了解为己任，不是因为他们相信有"更好"的生活方式，而是因为他们深知，唯有一条路通往全然的临在与觉醒。

　　简单永远是一份礼物，无论它源于选择还是被迫。

　　遵循我们的最高意愿，这或许会以最伟大的方式发生；也可能以某种看似渺小然而重要的方式发生，比如拒绝被我们在生命中遭遇的困难征服。无论如何，我们都能够选择自己的态度。有时候，我们能够提供的就是一个微笑，给街道上那些疲惫的行人或被遗弃的人。有时候，是在荒芜之地建一座花园，或是为一个家庭种下耐心的种子，或是为社区的冲突种下和解的种子。无论发现自己身处怎样的境地，我们总是能够将指南针定向此刻的最高意图。也许不过是陷入一场激烈的对话，这时候不妨停下来，深呼吸，然后问自己："此时此刻，我的最高意图是什么？"如果你有足够的觉知采取这一步骤，你的心会给出答案，而那能将对话导向一个更加积极的不同方向。或者，在你进入一间屋子与曾有冲突的人说话之前，你可以停下来，深呼吸，然后问自己："在这个情景中，我的最高意图是什么？"像这样的小步骤可以帮助你，以至少不会火上浇油的方式行动。如阿尔贝·加缪所写，"我们所有人都遭遇了放逐，背负着自己的罪行与毁坏后的残迹。但我们的任务不是在世界中释放它们，而是在自我心中、他人心中对抗它们"。

一勺盐若置于一杯水中，尝起来总觉得咸。一勺盐若落于湖中，湖水的味道则不改纯净。敞开你自己。仰望天空，看看这壮阔的景色。

当你被疾病或损失压倒，当你被冲突包围，当你感觉在黑暗中迷失，有些时候，你能做的只是有意识地、轻柔地呼吸，与你的疼痛和愤怒在一起，并且明白：这个简单的姿势可以让你重置内心的罗盘，无论你身处何种境地。通过这样简单的正念呼吸，你将重返慈悲，并认识到你绝不仅仅是你的恐惧与混乱。

当你的想法喋喋不休、奔腾不息时，请记住这一点：要论对你的伤害力，没有谁能比得上你那未经训练的心智。当你身处挣扎或苦痛中，请记住：要论对你的帮助，没有谁比得上你那安静、清晰、镇定的心智。

无论你的痛苦是什么，是一颗破碎的心，是经济损失，是感觉被周围的冲突侵蚀，还是看似无望的恶疾，你永远记住，在每时每刻你都是自由的，你可以设置内心的罗盘，让它指向你的最高意图。在任何情境中，包括困难时期，你都能给出最好的自己。事实上，不管你的境遇如何，有两件事你永远可以自由地选择做与不做：其一，活在当下；其二，爱的意愿。

你不必期待所有人都回应你的努力，记住这一点，它至关重要。关键并不在于立刻改变一切。倘若你以慈悲、勇气和真相为最高意图，这并不意味着你会看到立竿见影的效果。神秘主义者托马斯·默顿曾写信给一位年轻的活跃分子："不要寄望于结果……你也许必须面对这一事实，即你的努力看起来毫无价值，甚至完全没有成效，事与愿违。当你习惯了这一想法时，你将越来越少注重结果，越来越多地重视价值、正直和工作的实质。"[1]

这意味着，有时你也许能够立刻改善现状，有时你不得不在一段黑暗的时期里，稳稳地为自己、为他人举着灯。你的直觉和善心将指明道路。

你 的 最 高 意 图

这个冥想练习，请访问 Sounds True.com/bonus/Jack_Kornfield_dark。

在这一练习中，找到一个令你觉得踏实、舒适的位置。坐好，保持脊柱正直。允许你的眼睛闭上，深呼吸几次，让专注力回到自己身上。

随着你的身心安静下来，回顾某个鼓舞人心的人，无论是你知道的、见过的，还是在书上读到的，只要他曾唤醒最好的你，就可列入考虑。可以是被囚禁了二十七年，依然保有其谦逊与慈悲的曼德拉，也可以是你知道的一位老太太、一名医生或护工、一位敬业的老师、一个朋友。

在观想这位启迪者的同时，想象你可以获得他们赠予的礼物，或是听到他们的声音。尽量让他们在你面前活跃起来，感受他们赠予的精神礼物。好好感受你与他们之间的连接。你所钦慕的勇气、慈悲和宽宏，不只存在于他们身上，也一样存在于你的心中，务必认识这一点。静静地坐着，去体会与钦慕之人的连接对你内在的精神产生了怎样的影响。

允许最具智慧的声音从内心的最深处对你发言，有时它微弱得难以识别，有时威严如同狮吼。让你获取的信息成为你的最高意图。即使发现自己身处煎熬、挣扎与苦痛之中，这智慧的声音依然可以设定你内心的罗盘，让它指向最高意图。

现在，继续聆听这源于内心最深处的声音，无论此刻你的最高意图说了什么，请为它立下誓言。"我发誓在困境中要……"然后聆听你的答案。也许它很简单，"我发誓无论如何都要保持友善"，或是"我发誓真实地面对自己"，或是保持尊严、礼貌待人。好好聆听你自己的誓言。仔细思索这一誓言，直至你意识到它给予你的礼物。明白你已举起内在的誓言之灯，无论你跌倒多少次，无论你不堪重负或陷入混乱多少次，它都将永远是你的最高意图。除此之外，你要明白，无论情况如何，你将一直秉承这一誓言。你要明白，你不得不提着这盏灯，因为它的光亮就是你的资源，而你就是这盏灯。你要明白，你可以一直记住它、重申它，无论在什么时候、什么处境，当你在黑暗中迷失或挣扎时，回到它。思考是哪位启迪者能够帮助你记住誓言，记住你到底是谁，然后感受你与启迪者之间的亲密关系。他将从视觉上予以你提醒，提醒你关于"你的本性是什么"。在心中向他致谢，为他所映照的生命品质鞠躬。你要明白，这是从今往后你的生活方式。借由举着这盏象征你最高意图的灯，你将明白，这盏灯也会照耀他人，照亮我们共享的那颗心。

继续静坐，去感受你要怎样将这盏誓言之灯带入你所遭遇的苦厄。让它启示你，让它引领你。当你感觉准备好了，睁开双眼，准备一张纸，写下你的誓言。拿好这张纸，把它放在一个你能经常看到的地方，这样你就能在忘记时记起它、荣耀它。请谨记——你并非仅仅带着这盏灯，你就是这盏灯。举好它，它将在最深的黑暗中为你和他人带来清晰与慈悲。

正念与疗愈之旅的四项基础

第十章

身处厄境，不失喜悦。

正念冥想的介绍，从一个有趣的邀请开始：有一种神奇的方法可以克服悲痛与忧伤，终结疼痛与焦虑，经由慈悲与理解之路抵达解脱。而这一方法就是正念的建立。正念是一种平衡、友善、无评判的注意力。它让我们得以清晰地观察，从各种惯性反应中获得自由。

正念是通过四种途径建立的。我们必须在身体中建立关于身体的正念，在感受中建立关于感受的正念，在意识中建立关于意识的正念，在法则中建立关于法则的正念（所谓"即身观身而住"，"即受观受而住"，"即心观心而住"，"即法观法而住"）。正念带来疗愈，带来忧伤与悲痛的终结，且带来释放。

正念究竟如何治愈我们的身体、情绪和意识呢？疗愈来自我们与生俱来的深入倾听能力，一行禅师称之为"深入的观照"。这一深入的观或听并非通过我们的双眼和双耳，而是通过我们的心与灵魂。

正念意味着我们可以让自己全然地存在于这个世界，带着平衡与理解去经验它的万千悲喜。我们时常陷入惯性反应，被这个世界的一切带离自己，而正念这种开放式的注意力让我们得以从中解脱。

最近，我的神经系统出现了一些相对严重的问题。西医无法找到病因，我转而寻求一位传统医生的帮助。耶鲁大学有一位外科医生理查德·塞尔则曾有这样的描述，关于他所见到的这位传统医生是如何诊治一位病人：

> 在我就职的医院里，大厅公告栏里贴有一则声明："医生将于 6 月 10 日六点钟巡视病房。"下面是详情说明。我不是一个坚决的怀疑论者，却也会故意忽略一些上帝传来的信息……然而，在 6 月 10 日的

早晨，一群白大褂等在那间狭小的会议室，我加入了他们……房间的气氛相当沉重，透着一些病态的可疑和欺诈嫌疑。六点整，他出现了，是一个矮小、体如圆桶的男人，穿着一件无袖的藏红色长袍……他的头皮刮得很干净，唯一可见的毛发是半睁半闭的眼睛上方那两条稀疏的黑线。

当他年轻的翻译做介绍时，他礼貌地朝我们鞠躬。我们被告知，先生将要在现有的病人中挑一位来检查。他之前并不知道这件事，我们对此也一无所知。这一诊断将在我们面前进行，然后我们将一起讨论他的诊断。我们进一步得知，在过去四个小时里，先生已经由沐浴、禁食、祈祷来净化自己。我用过了早餐，散漫地冲了个澡，从头到尾也没有想着我的灵魂。我茫然地瞥了瞥其他同伴。突然之间，我们似乎变成了一群又脏又笨拙的人。

那位病人一早就醒了，得知她将接受一位外国医生的检查，还得提供一份新鲜的尿液标本。因此，当我们进入这位女士的房间时，她看起来毫不惊讶。很久以前，在这种慢性病面前她就已经表现出顺从和放弃的姿态。这对她来说，不过是无尽的测试与检查中的一次。当先生走到床边时，我们站在一旁。他开始望着她。这凝视持续了很久，视线似乎完全未触及她的身体，而是固定在某个略高于她仰卧姿势的位置。我也在研究她。没有任何体征或症状提供了关于她疾病本质的线索。

最后他托起她的手，包裹在自己的双手中。现在他弯着腰，以一种蹲着的姿势守在床边，他的头垂下来，垂向那长袍的领口。他闭着双眼，仿佛在感受她的脉搏。过了一会儿，他找到了这个点，在接下来的半个小时里，他就保持着这个姿势，像是某些奇异的金色鸟儿收起了翅膀。他用指尖摸着这位女士的脉搏，将她的手抱在怀里。似乎他所有的力量都已被放了下来，放入了对这脉搏的触诊中……从我的角度看，仿佛他和这位病人进入了一个特殊的地方，孤独、与他人相隔，没有任何妨碍。

一段时间之后，这位女士睡回到枕头上。她时不时地抬起头看看那根搭着她的奇怪手指，然后再一次睡过去。我不能去看他们的手，这两只手已缔结了一种排外且亲密的一致关系——通过她的手腕所提供的节奏与脉动，他的指尖正在接受这具病体发出的声音。我突然陷入了嫉妒中，不是对他，不是嫉妒先生那美丽而圣洁的天赋，而是嫉妒这位女士。我也希望能被这样对待、这样触摸、这样聆听。而且我很清楚，尽管我曾触诊过万千次脉搏，但我从未这样去感受过哪怕一位病人。

最后，先生直起身体，轻轻将这女士的手放回床上，然后轻轻走回来。那位翻译递来一个小木碗和两根棍子。先生将一部分尿液标本倒进小木碗，开始搅打液体……直至几分钟后液体起泡。然后他躬身凑近木碗，三次吸入气味。接着搁下木碗，转身离开。在这所有的过程中，他一言未发。当他走近病房的门时，那位女士抬起手，用急切而清澈的嗓音说："谢谢您，医生。"她用另一只手摸着之前他触及的位置，仿佛重新拿回了曾在那儿拜访她的什么。先生转过身，静静地凝视她片刻，然后才踏入走廊。巡诊至此结束。

我们再次坐到会议室。先生此刻第一次开口说话，他有一口我从未听过的柔软噪音。当年轻的口译开始转达时，他刚刚开始讲话，两种声音一前一后交织在一起，像是一首双语赋格曲，一者追逐着另一者。这听起来像是僧侣的唱诵。他谈到风穿过那位女士的身体，水流打破了壁垒，形成漩涡。他说，这些漩涡在她的血液里。那是对一颗不完美的心最后的损耗。在她的心室间隔里，很久很久之前，在她出生之前，曾有风侵入，侵入了一扇绝对不能被打开的门。这改变了她的河流中一切的水，就像春天里的山涧瀑布，不断松散地冲撞、敲击这片土地，最终淹没了她的呼吸。他说完这些就开始沉默。

"我们现在可以诊断了吗？"教授问了一句。这一大群围着的人里有一位回答说："先天性心脏病，室间隔缺损合并心力衰竭。"

心脏中的一扇门，我想着这句话。绝对不能被打开。它改变了所有的水液，淹没了她的呼吸。所以！这是医生对身体所发出声音的倾听，而我们所有人都充耳不闻。他不只是个医师，他还是位牧师。

我知道……看着上帝的医生拥有最纯净的知识，能够施予最纯净的治疗。而对那些盯着人类错误的医生来说，他的病人会死，就像他也会死去一样。

后来在我查房诊治的过程里，我会时不时地听见先生的声音，像一段古老的佛家唱诵，意义早已忘却，唯有音乐留存。然后有一种欣喜俘获了我。我感觉自己像是被什么神圣之物触摸过。[1]

在今年去奥克兰拜访这位传统医生之前，我从未见过他。医生已八十岁有余，他感受了我的脉搏，并为我做了一个完整的检查。在读完塞尔则医生的说明后，我百感交集。当我来到他面前时，我可以回忆起相同的渴望，渴望被那样对待，渴望被那样接受、聆听与尊重。在听完我的故事后，他缓慢而仔细地阅读我的脉搏。之后他长久而彻底地看着我。为了促进恢复，他给了我一些内服的药，那些药看起来像鹿丸一样。最后他予我以美妙的祝福，告诉我我会痊愈。能够见到他，实在令我欣喜万分。

我们全都渴望被尊重、被聆听、被呵护。无论是罪犯还是他们的看守，无论是你的同事或上司、你的孩子或父母，以及那些为你提供了食物的劳动者。谁不想被带着尊重好好倾听？如果你看一看生命中的人，只消片刻，就能意识到你所知的人在这一刻都需要被深深地聆听。

这个故事告诉我们倾听之心拥有的力量。面对痛苦与疾病，面对一切所爱之物的无常更迭，这一倾听的品质允许我们发现治愈之途，发现穿越我们当下困境的道路。

我有一位很亲密的朋友死于癌症。那些日子她在做化疗，其痛楚异常剧烈，她将之描述为体内有烈火与地狱相混合。于是我们一道做"疗愈的神殿"观想。通过这一练习，她意识到自己可以穿过化疗，就如她在寺庙中走过净化之火那样。这一观想在那段时间成为她的冥想方式。随着她将自己的处境重新诠释为"穿越净化之火"，她开始感受到她的疼痛与煎熬也在转化为其他积极的事物。渐渐地，她看见一道美丽的精神之光，那光是绿色的，从一簇火焰中而来，仿佛有些人在朝这火焰投掷铜币。那一刻，她明白了有些时候我们必须直接进入火中，才能找到真正的疗愈。

当我们像这位医生一样倾听时，将学会信任这颗心面对眼前实相的能力。而这一实相包括一位身患绝症、卧床不起的女士的悲伤，包括薰衣草日落那令人屏息的美，也包括窗外那闪动着光泽的枫叶。倾听之心拥有承认世界本来面貌的能力。它知道生命就是如此。

若我们学会以这种方式倾听，就能够在觉察中休息。在那里正念的存在已然得到了尊重与关怀。这是一种开阔而神圣的注意力。当我们这样倾听时，这一刻的痛苦与挣扎就被转化成了更大的事物。这是一种炼金术。

我们以平静的意识和开放的内心觉察一切：自身的愉快与悲伤，自己与他人的关系。

正如劳伦·斯莱特所阐释的，"在这个管理式医疗的时代，（我们的医疗实践）似乎更加强调药物和短期症状的快速改变，更加重视私有化和盈利性质的诊所，忽视了由人与人之间的（治疗）和弦组成的神秘又可爱的炼金术，那可以缓解恐惧、帮助我们恢复的和弦"。[2]

当我们罹患疾病时，能够从现代医疗机构的技术中获益是一种幸运。但恢复有着另外一个更加深入的层面。哲学家伏尔泰曾解释说："医疗的艺术在于自然治愈疾病的同时让病人感到愉快。"事实上，大部分现代医学提供的都是去除杂质与病原体的方法，而后身体和生命推动力有机会实现自愈。

身念处

因此，正念的四项基础是如何作为解脱之门，成为穿过困难时期的治疗之路呢？记住，从这个短语开始，即"在身体中觉察身体"（即身观身）。首先，将觉察带到你的这具人类肉身中。你会意识到，你的身体是一种特殊的物质形态，有着四肢，有着轻微摇摆的圆柱躯体，在手和足的末端还有着残余的爪子。它有着一大片毛皮，还有一个洞长在身体的一端。你常常把植物或动物塞进这个洞，再将它们磨碎，之后咽下，从一条长长的管道滑落，管道将营养物吸收后，再将剩余的废物从另一端排出去。如果你仔细观察自己移动的方式，就会发现你先朝一边倾斜，然后抓住自己，再朝另一边倾斜，然后再一次抓住自己。而与这种奇异的形态一道升起的是"你"这一感觉——感觉上就像你粘在了某个地方。诞生在一具人类的肉体中，这是一个神奇的谜。

如果缺乏觉知，你会将身体视为理所当然的存在，或者你将忽视它，似乎它并不重要。詹姆斯·乔伊斯描述这种关系说："达菲先生住在一个距他的身体不远的地方。"除了这种可能，你也可能落入另一个极端，对身体有着过度的执着、担忧和认同。你可以控制身体的外在模样，利用化妆品、肉毒杆菌、锻炼和饮食令它看起来不错。照顾身体无疑是一件好事，但错误的关注方式可能将你带至病态的恐惧与执着中。

真正的疗愈是，安居于身体之中，与其建立一段充满觉察的关系。你必须开始注意，注意此时此地这具身体的实际经验。

当你坐下来冥想时，你可能期待能够变得平和且宁静，但往往你经验到的第一件事是身体中的紧张与疼痛。你开始觉察到你所携带的紧张。如果你一直忙于奔波，或者刚刚经历过一段艰苦的时期，当你慢慢坐下来修习正念时，你最可能觉察到的是你在身体中一直忽略的一切。你或许会注意到，你下颌紧绷，背部不适，肩膀处在压力之中，或是注意到身体中其他呼唤着你的疼痛。开始时，看起来这些整天伴随着你的痛苦与麻烦永远无法被超越。但随着你学会冥想，你的视野将有所成长，你将逐渐意识到存在于身体里的，有时是苦痛，有时是愉悦。有些时候，你体会到刺痛、热、冷或是疼痛，有些时候，你体会到压力的释放。

关键在于，你能够安居在身体中，带着正念触碰这些困难吗？你是否忽略了自己的身体，告诉自己它并没有问题？你是否在对抗那些不愉快，不断努力地修复它？你厌恶它的外观和给人留下的感觉吗？你害怕它的衰老与病痛吗？试图修复你的身体，这里面最大的问题是衰老与死亡的必然性。无论你做什么使自己舒适或美丽，这些状态总在变。在冷的时候，你依靠暖气，直至感觉温热。但很快你又关掉它，因为感觉热过了头。这种循环永无终点。

疗愈从对身体的觉察开始。正念意味着用亲切的关注触摸身体，承认它，对你被赐予的这具神秘的人类躯体说"是"。一位神父这样解释：

> 我来自一个贫穷的白人家庭，我们过着艰苦的日子，且有着酗酒的恶习。男人对待身体的方式就像对待一辆一直在使用却也常常忽略的卡车。在我加入教会后，情况变得更加糟糕。我厌恶与自己的

身体相处。我先是依赖咖啡活着，然后换成苏格兰威士忌。渐渐地，随着我看着那些单纯的人来到教堂与我交谈，看着有那么多饱受折磨的身体与灵魂，我的信仰与爱穿过了所有关于"身体的罪恶"的胡说八道。它没有必要这样艰苦。基督教导我们要爱敌人，所以我许下一则非暴力的誓言，这非暴力所指包括了我的身体。我的练习开始改变，"不折磨自己，不加剧痛苦。用触摸神圣之物时的那份敬畏来触碰身体"。[3]

当事情变得艰难时，将亲善的注意力予以你的身体。就像陪着一个患病的孩子那样。任何父母都知道，当你的孩子生病时，即使你给宝宝吃了药，有些时候他还是会哭，所以你得陪着他直至药物生效。你可以用同样的方式对待身体中的苦痛，就像怀着友善的关注照料一个患病的孩子。当你这么做时，往往难受的地方会开始打开，身体的自愈能量将流向那些疼痛和不适的区域。

因此，疗愈的第一步源于注意力本身，深入的疗愈源于被承接。随着我们的专注与觉察逐渐成长，慈悲也将自然升起。在正念与慈悲的容纳中，我们可以开始更加深入地倾听——以那位医生一样的方式去听。

这深入地聆听开启了疗愈的第二阶段。通过深入的聆听，你得以了解身体中所发生的事。在饱含慈爱的关注下，身体重建了它的强健、生命力与弹性。而深入地聆听也会使你明白，这些品质与脆弱、疾患、衰老、死亡之间的平衡。无论此刻正在发生什么，我们意识到，居住在这具肉体中只是一个暂时的状态。意识明白它不是身体。它看着，"噢，这具身体逐渐老去、慢慢下垂"，但它明白这具身体不是你的本质。你的身体并不属于你。你只是暂时地租用了它，就像租用了一辆车、一间酒店，而那并非你真正的家。然而，在这具肉身中，这是你唯一可以租用的身体，所以你自然得好好照顾它。

明白你并非自己的身体，这将成为一项载具，载着脆弱与珍贵，驶向慈悲。你为身体提供了一次疗愈。你觉察到自己所做的一切造成的影响。你开始将正念带到你摄入体内的那些东西上：不再单纯地出于习惯将食物塞入嘴中，而是开始考虑你是否应该吃下这份食物。你开始体会什么对你来说是健康的，你需要什么样的运动，简单饮食的益处何在，以及每天需要多少休息与努力才算适合。当你怀着爱去聆听时，你的身体将教会一切你需要了解的事，那些关于疗愈和智慧地生活的事。

你甚至可以现在就做。不妨稍作思考，在过去你是如何聆听身体的声音？然后在这一分钟里，无论条件是什么，带着慈悲的关切正确地探索你的身体。它想要什么样的关注？什么最能荣耀它的强健与生命活力？什么能够提升它的韧性与幸福度？此刻，它试图教导你的是什么具有治愈力的真相？

当你以这种方式聆听身体的声音时，你将能同时感受到，它也是大地的身体。矿物质、钙和镁组成了骨头，而海洋在你的血液中奔流。你的身体是冬麦，是芦笋，是法兰西的布里干酪，是你咽下的一切。它不仅仅是你的身体，也是更大存在的一部分：你是活跃着的大地。

深入地聆听，你的身体将让你与大地的躯体相连。随着你意识到自己并非孤立地存在于这颗星球之上，你将会明白，照料你的身体也意味着要照料溪流与河水，照料你所存在的整个生命之网。西雅图酋长曾说："没有野兽，人类是什么？如果所有野兽都将消失，人将死于巨大的孤独，发生在野兽身上的一切也将于人类身上重演。"一百五十年前，西雅图的酋长说出这样的语句，而这些话在今天更能唤起人们的泪水，因为今天的它们比以往任何时候都更加真实。大象、黑犀牛、西伯利亚虎，还有受到威胁最为严重的鲸鱼、鹤和青蛙，你与这些濒危物种同处自然的轮转之中。如若没有正念的关注，你将无法理解自己与一切众生的联系。

因此，疗愈源于给予你那具神秘的躯体足够的关注，它将直接引领你了悟自身与大地之身的连接。"身念处"意味着发展对"我们真正是谁"的觉知。

受念处

正念的第二项基础是在感受中觉察感受（即受观受）。这是一项非常重要的基础，因为世界上大部分的疯狂都源于人们不知要如何处理自己的感受。我们是核能的巨人，却是感情的婴儿。

知觉是始终存在的。在正念中，你将发现所有的经验都由三种主要感受构成：愉悦、中性、不愉悦，即苦、乐、不苦不乐。这三种主要感受衍生出大量的次级情绪。如若没有觉知，你将自动对这些感受做出回应，习惯性地紧抓愉悦，避免不愉快的感受，对那些中性的感受毫无觉察（所谓"趋乐避苦"）。而这种持续的惯性反应限制了你在日常生活中寻求平衡与清晰的能力，也限制了你爱的能力。

在卡斯塔尼达的著作中，唐望曾说："在巫师的道路上，最困难的就是认识到现实世界是一种对知觉的诠释。"这是一项神秘的声明，但若对我们的感受与这个世界的关系缺乏觉察，又有哪种疗愈和解脱可能发生？就像身体的疗愈与解脱一样，我们的感受与情绪也有相似的疗愈与解脱的可能。

它将有助于我们了解——在我们所相信的一切中，情绪到底拥有何等的重要性。最高法院的法官威廉·道格拉斯曾写下这样的句子："在最高法院级别工作的人，包括我在内，都深知我们九成的决策都建立在情感基础上，另外百分之十则用以捍卫这些决策的合理性。"当然，这并不仅仅适用于最高法院的审判官。在正念的影响下，我们将认识到相同的原则也一样运作在我们的个人生活里。

许多年前，我从一本心理学教科书上抄下一张列表，列表中罗列了五百种感受。其中包括"深情、野心、好斗、矛盾、愤怒、高兴、热情、激动、惊讶、敌对、焦虑、冷漠、易怒、感激、好辩、忧虑、警觉、敬畏、幸福、勇敢、困惑、苦涩、伤心、厌烦、疯狂、压力、欢快、糟糕、平静、愉快、幽闭恐惧、专注、暴躁、勇敢、紧缩、好奇、关心、悲悯、笃定、满足、蔑视、欣喜、沮丧、灰心、幻灭、希望、紧迫、阴暗、失望"。在这里我只列出了一部分描绘感受的词汇。你和你认识的每个人都曾坠入其中。

那么，我们要如何将正念带入知觉中？第一步是要知道自己的感受，就像身念处中的第一步是觉察身体。你有一具身体，但你并不是你的身体，感受也是如此，它们有自己的生命，需要被了解"它们是什么"。你可以有个简单的开始，比如在疼痛时觉察疼痛，悲伤时觉察悲伤。为它们命名：这是愉悦，这是兴奋，这是恐惧，这是满足。就像照镜子时你能以正念觉知的视角认识自己的身体，你也可以在感受起伏时觉察到它们的存在。当觉照升起时，你看到感受并非真正的你，认识到你并不是你的情绪。当你看见这千变万化的感受与情绪只是生命之舞的一部分时，你就能够怀着欣赏、慈悲与之共处。

将正念带入情绪，你能从中学到情绪本身并不是问题，你的痛苦源于你与它们的关系。有些教导会格外强调关注痛苦情绪的重要性，如贪婪、仇恨、嫉妒和恐惧，因为它们是痛苦的根源。但仅仅聚焦于负面情绪也是狭隘的。关于我们与情绪的关系这一问题，诗人威廉·布莱克提供了一种更加平衡的范式：

现实的原貌就是如此，
人生来便要面对快乐和悲伤，
只要明了这一点，
我们即将永不受伤。
将快乐与悲伤编织，
披在我神圣的心上，
在每一种悲伤与痛苦之下，
都有愉悦细细纠缠。

——《天真的预言》

在这一愿景中，布莱克看见快乐与悲伤交织在一起，你不可能单独拥有其中一种。生死、苦乐、冷暖、明暗，这一切皆是如此。我们那关于快乐与悲伤的情绪和感受千变万化，像一条永不静止的河流。

如果对自己的情绪缺乏觉察，你就会迷失其中，或对它们心生恐惧。但若能够创造足够的空间，并以正念与智慧容纳它们，你就能够观察到，它们代表整个图景的一个重要组成部分，但绝非全部的实相。你可以看到，愤怒中有一些真相，也有一些错觉。当你清晰地观察着爱，你可以看到，爱也是如此，有些真相，也有些错觉。你可以学习如何觉察情绪之流，如同觉察身体的感觉之流，了解我们完全能够不为这河流中升起的种种所困。

首先，正如你会被身体的感觉所淹没，你也会被剧烈的情绪所淹没，尤其是从那些内心的未完成之事中升起的情绪。当你修习正念或静坐冥想时，任何未完成的事都将在你内部浮现。在这空间与安静之中，你一直回避的种种都将涌现出来，呼唤你的照顾。也许是爱，也许是孤独，也许是冲突，也许是渴望。如果你一直在逃避哀悼某段已然失去的感情，你将会意识到那段结束的感情在你心中留下的悲伤。正念成为一种方法，帮助你彻底而深入地体验悲伤。有一位乌尔都语诗人加利卜这样阐释：

> 为了雨滴，快乐正在进入河流……
> 经由漫长的行旅汇入悲伤，眼泪化为叹息……

暴雨之后，乌云消散。

　　他们清晰地为自己流泪到最后，这难道不是真

相？ [4]

　　你的泪水有时为自己的悲伤而流，有时为他人的痛苦而流，有时为周遭的世界而流。朝眼泪开放令我们得以穿过慈悲之门，回到这个世界。在我们和市中心的黑帮青少年一道进行正念训练期间，开始时他们只是坐在那儿，对冥想、诗歌和仪式充满怀疑。但如果我们从建一座小祭坛开始，只是用一张桌子、一支蜡烛搭建一座小祭坛，一切都会改变。我们请这些孩子去到溪流或停车场附近，为他们所知道的每一位逝者寻找一块石头，然后将石头放到祭坛上。在摆放石头时，大声说出死去朋友的名字。十分钟之内，有些孩子返回房间，双手抱满石头，其数量远超想象。然后他们将石头放在祭坛上，口中念着"这是给何塞的，这是给基拉的，这是给蒂尼的"，一直持续——有许许多多的孩子过早地死去。当祭坛上堆满石头时，我们一道进入房间，进入生与死的居所。这间屋子已然成为一座神龛，一处圣地。为所有无法活着与我们同在却从未于精神上离去的逝者建造祭坛，一旦开始分

享这样的经验，我们就能够开始一场真正的对话。对任何人来说，这些孩子背负的悲伤都太过沉重，更何况承受它的是这样年轻的生命。如果我们足够强大，能够将藏在内心的眼泪翻出来并面对它，某些神圣的事情就会发生。这会在我们内部创造一个空间，当眼泪完全流出时，我们就可以体面地用欢乐将之装满。

在《黑麋鹿如是说》一书中，一位最伟大的美国原住民巫师通过与作者约翰·内哈特的交谈，讲述了他的生命故事。黑麋鹿叙及在达科他州的哈尼峰上，他曾看见的关于整个世界的伟大愿景：一道神圣的光环笼罩着整个空间，所有人类都在其中和睦共处。他相信这一图景是神传递给他的，如此一来，他就能够从士兵与迁居者的破坏中拯救他的部落与祖国。但在黑麋鹿生命的最后，那时他已为实现这一愿景竭尽所能，他觉得自己终究是失败了，那道神圣光环已不可逆转地被打破。

在这本书的最后一章，黑麋鹿告诉内哈特，他想要最后再登一回哈尼峰。印第安的苏族智者解释说，当死亡临近时，拉科塔人都将爬上这座山，看看他们的生命能否获得神祇的赞许。倘若能够，则会有雨水降下，那雨水就是神的庇佑与祝福。因此，在一个晴朗的夏日清晨，年迈的老者穿上了红色的长衣裤、皮靴，在脸上涂好颜料，插上了象征战争的羽毛头饰。他缓慢而费力地登上顶峰，无视那些盯着他看的游客。内哈特取笑他说，他至少应该选择一个多云的日子，但黑麋鹿不予理会，他说祝福之雨跟天气是没有关系的。在山的顶端，距离所有游客不太远的地方，这位老人躺了下来，头上是湛蓝的穹顶。紧接着，令内哈特震惊的事情发生了，他看见有几朵小云立即在黑麋鹿上方形成，一阵细雨沥沥落下。黑麋鹿流下释然的泪水，说他感觉到尽管没有成功地实现那一愿景，但神祇告诉他——他已然做到最好。

我们不必一直等待，直至生命终结时才迎来那些泪水。若我们愿意完整地触碰自身感受，触碰那些存在于我们所有人内心的恐惧、渴望、失败与爱，恩典就会来临。然后所有存留于内在的障碍，所有冰封的情绪，都将成为疗愈的源泉。当我们允许自己的感受在正念建造的空间中被触碰时，当它们能够抵达、能够离去时，我们就获得了自由。通过敞开地接受这些感受，对此的觉知得以将它们释放，正如内在的自性深知的那样，"啊，这也是"。

心念处

正念的第三项基础是在想法中觉察想法（即心观心）。"谁是你的敌人？心智是你的敌人。没有什么比你那未经训练的心智更能伤害你。谁是你的朋友？心智是你的朋友。没有什么比你那久经锤炼的心智更能帮助你，哪怕是你的父母"。

我们如何能将正念带入心智中？正如有一条身体觉受之河流经意识，又有一条万千情绪之河流经我们，思绪之河也是如此。如果你试图安静地坐一会儿，会有什么发生？你的想法能否安静下来，并持续保持安静？事实往往并非如此。绝大部分人所体会到的都是内在的大量思绪汇成的瀑布。这就好似我曾经看过的一部动画，汽车在广阔的犹他州沙漠中行驶，所有路过的风景都在重复，路旁的标志说，"你那冗长乏味的思绪，再走两百米"。

一位科学家宣称，我们平均每天约有 67000 个念头。我想实际情况可能更接近 37000 这个数字，但无论如何，思绪之流都并不在你的控制之中。而且这些念头的诚实程度少得可怜。它们会告诉你各种各样的故事，为各种荒谬的信念添砖加瓦。这些念头不断地重复，就像你入住一间酒店，在房间拿起遥控器打开电视，但能看到的全都是有线电视购物频道，要么是在兜售廉价的珠宝，要么是耍花招儿的厨房工具，伴随着上气不接下气的解说，一波又一波，没完没了。而在你的情况中，它重播的是你上回失败的恋情，或是工作中的一场对话，或是围绕某些问题而生的焦虑和羞愧，或是在遥远的过去某些人对你的亏待。无论你希望的是什么，你都很难改变这些频道。整个行进过程就是一而再，再而三地重复，没有解决之道。这实在是太疯狂——你是否注意到了？

你能对你的想法做些什么，尤其是那些关于焦虑和恐惧的故事？如米歇尔·德·蒙田所言："我的生活充满了可怕的不幸。其中大部分都从未发生。"随着心念处的培养，你将意识到自己所相信的诸多事物只是想象的产物。思想能在各方面对人产生误导。你的念头中满是赞美、责备、希望与恐惧的声音。你会听见父母的声音，那些声音已经被你内化成心中的独白，有时会以内在审判官和内在暴君的形态出现。除此之外，还有被抛弃的孩子的声音、雄心壮志的声音，所有这些总是试图改变和欺骗我们的声音。当然，也有健康的声音、智慧的声音和爱的声音。但在大部分时候，你的想法都像一个官僚机构，即使它的功能与需要已不再匹配，即使它实际上已造成了不快、限制甚至危险，它依然固执地要让自己延续下去。马克·奥里利乌斯写道："灵魂被念头的颜色所染着。"那么，你能做些什么？

正念可以帮助你停止对它们的过度重视。你也将逐渐明白，心智是很好的仆人，却不是好主人。你可以后退一步，仔细倾听你的念头，然后决定它们是否有用。毋庸置疑，你依然需要适量的思考去规划未来、解决问题，但消除百分之九十的想法也完全不会妨碍你完成这项工作。

所以，你能做的第一件事就是带着觉知倾听你的想法。你将看见念头那稍纵即逝的本质，它们变化无常，毫不停歇。之后你可以开始认识这一点——你有了一个想法，不代表你就得相信它，更不用根据它来行动。如此一来，你就不会再被这整个思绪之流所裹挟。你可以放下那些更加危险的思维模式。带着觉知观察思维活动，这将带来解放。

我的老师室利·尼萨迦达塔这样诠释："思想创造了深渊，而心跨越了它。"当你带着觉知在这一刻休息时，你开启了一扇通往永恒存在的门，它超越了思维的理解。经由返回思维之外的觉知，你体验到了真正的疗愈。当你的心与脑都打开时，你将了悟自我的实相、永恒，以及在所有思绪背后的无限觉知。记起你到底是谁，用心去看。你看见爱人的面庞，看见在你面前盛开的李子树。也许你正与那些悲伤或愤怒的人一并坐着，也许你只是要返回自己的车座，但现在你全然觉醒地在做这些事。回到这个地球是一件如此美丽的事。即使面临巨大的困境，你也能够觉察到自己身处神秘的存在中，而这一体验的力量是惊人的。

对尼萨迦达塔来说，思想创造了对与错的深渊，创造了恐惧与担忧的深渊，而这些深渊将我们带离了那永恒的存在。唯一能跨越这一深渊的就是觉醒的心。即使处于苦痛之中，觉醒的心依然休憩在爱里。

我的老师阿姜查说，是时候停止与生命的争斗了。"我们人类不断在战斗，引发战争，逃避被无法控制的情况所限这一事实。"不错，我们可以照顾、支持和爱自己所关心的一切。但我们无法控制疾病、老去和死亡。无法控制别人的行为。无法控制家人与爱人的行为，也无法控制发生在他们身上的事。无法控制自身的命运。

对生命中那些最重要的事无能为力，因此我们不断挣扎，不断制造痛苦。我们挑起战争，与别人争斗，与事件争斗，与我们不喜欢的一切争斗。但当我们觉察到思想那常起误导作用的本质时，我们就能够离开自己制造的争斗，看见自己挑起了一场注定无法胜利的战争。

停止争斗，走出思想的催眠，这是对心念处的解放。正念允许我们了解思维的限制，回到心的居所。我们的内心拥有开阔、爱、智慧、直觉与深入的自由，这一切都超越了我们所有的故事。托马斯·默顿写道，"在一切事物中都有无尽的甜美与纯净，都有那作为行动与快乐基石的静默。它在无言的温柔中升起，从所有创造的根源流向我"。这就是冥想——在广阔的静默中休憩，无论我们是否觉察到这静默的存在，它始终围绕着我们。

在这份静默中，气息进进出出，感受来来去去，身体体验到紧张被卸下，思绪之河依旧在奔流，但被一种更加浩瀚广阔的感受所容纳。这是永恒的智慧。它属于一切有情众生，在我们修习心念处时自然来临。

法念处

正念的最后一个基础是在法则中觉察法则（即法观法）。"Dharma"是梵语，有好几重含义。它意指真相，意指通往真相的路径，除此之外，还有"组成生命的元素"这样的含义。在法则中觉察法则，意味着看清一切事物的存在本然。你将在"法"中看见完整的图景，看见对立双方的不断演化，那生与灭、悲与欢交织出的网，那不断创造这个宇宙的一切。

你看见这个世界上物质的形态是如何短暂。你在身体的限制下获得平静。你带着觉知承认那些感受汇成的河流，承认那些思绪上演的永无止歇的戏剧。你学着在空阔中安歇，觉醒地，自由地。这就是生命的真相，这就是通往生命真相的路径，这就是法则中的法。你开始意识到一切经验的本质空性，面对它的短暂与不可执取性。这样的体验为你打开了一扇门，通往那事物本来所是的真相，那深入且深刻的真相。道家圣人庄子曾写道：

> 夫醉者之坠车，虽疾不死。骨节与人同，而犯害与人异，其神全也。乘亦不知也，坠亦不知也。死生惊惧不入乎其胸中，是故遌物而不慑。彼得全于酒而犹若是，而况得全于天乎？[5]（《庄子·外篇·达生》）

> （醉酒的人从车上摔下，虽然受伤但并未死亡。他的骨骼筋节与别人都一样，但损害却与别人不同，原因在于他的心神凝聚无间。乘在车上不知道，摔下车子也无感觉。死生惊惧的念头一点儿也不侵入

他的心胸，由于这个缘故，所以遇到危险而不感到害怕。他得到酒的保全都可以这样，更何况得到自然之道的保全呢？）

一旦你凝视这永恒、无限的存在，你就会更接近空性；一旦你更接近空性，就会有更多的疗愈空间盈满爱与智慧。在智者彻悟的那个夜晚，他看见了真相：诸行无常，一切皆苦。人生由悲欢、毁誉、得失、明暗、冷暖、苦乐、生死交织而成。智者如实地看见了这些，而这就是生命的真相。当他看见生命之河的无常，就明白了没有哪一刻能够重复，所有时刻都是崭新的，都将迅速消逝并被下一刻所取代，而下一刻亦是崭新的，迅速消逝又被另一个时刻取代，如斯循环，生生不息。当他看见了这一切，就放下了让生命背离它原本的样子、变得不同的渴望，他就得以安歇于当下这一刻的实相之中。正如铃木俊隆禅师所言："当我们明白'一切都在变化，唯一不变的只有改变本身'，并从中找到自己的平静，你就在涅槃中发现了本性。"

在菩提树下，智者看见了生命之舞。他意识到自己可以去爱它、照顾它，但却无法控制那些无常之事，也无法改变生老病死、喜悦恩爱都是生命的实相这一事实。智者看见，当生命之舞被恐惧与贪嗔痴所染着时，生命将充满绝望与挣扎，痛苦与混乱。

在了悟这一点之际，他也看到生命本质中的开放、自由与空性。一切众生都有获得自由的可能。只是被恐惧和执着所妨碍。但终究能从自我的幻象、从与涅槃的分离中醒来。"你生活在幻象和事物的表面，"卡鲁这样解释，"实相就在那里，而你一无所知。当你明白这一点时，你就会看见自己什么都不是。当你什么都不是时，你就是一切。仅此而已。"[6]

这种理解是一种直接、立刻发生的体验。你可以用神秘的词语称呼它，但它只是一种自然的生命经验。我们都曾品尝过那些时刻，那些分离感消失的时刻，或是在性爱中，或是在徒步登山时，或是在聆听伟大的乐曲时。有一部分的我们能够凭直觉认出喜悦与自由的可能性，并渴望朝之敞开。某些时候我们成功了，但接着我们就忘记了它，或是再度陷入迷失与混乱之中。

这就好像笼子里的熊，它在半米长的笼子中踱来踱去已有十五年。最后，动物园的经营者认识到，将野生动物关在这样狭窄的地方是不人道的。于是他们为它在户外建造了一处更大的新空间。但在它接下来的生命中，这只熊一直只在中间的半米范围里踱来踱去，仿佛那个笼子依然存在。我们也在做一样的事。我们习惯于以一种局限的方式定义自己。我们生活在由自己的历史、观点和恐惧组成的环境里，却忘记了那并不是我们。但从小我到无限的自由这一转化，对我们所有人来说都是可能的。在任何时刻，包括此时此刻，你都能了悟自身的广阔。法念处会帮助你完成这一转化，从小我转化为无限的自由、存在、永恒。

随着这份开放而来的是深沉的爱。你明白自己一无所有，甚至未尝拥有自己的身体，但你也明白必须悉心照料它，否则你将会制造更多的苦痛。你看着你的孩子，意识到他们并不是你的所有物，假如你不能认识到这一点，就会引发他们和你自己的痛苦。假如你能认识到这一点，全然地爱他们，细心照顾他们，允许他们活出自己的生命，那么这一简单却深刻的认知就能让你变得更加开阔，更加有爱。

庄子曾有这样的形容：

> 方舟而济于河，有虚船来触舟，虽有惼心之人
> 不怒。有一人在其上，则呼张歙之；一呼而不闻，
> 再呼而不闻，于是三呼邪，则必以恶声随之。向也
> 不怒而今也怒，向也虚而今也实。人能虚己以游世，
> 其孰能害之！[7]（《庄子·山木》）

> （把船放开，渡过大河，如果有一艘漂流的空船
> 撞上来，哪怕脾气糟糕、急躁的人，也不会生气。
> 但若那艘船上有人，他就会呼喊："撑开，后退！"
> 喊他一次不应，再喊他也不应，于是喊了第三声，
> 怒气随之而来，恶声恶气地随口骂起来。从前不恼
> 怒，而现在却恼怒，这是因为从前是一艘没有人驾
> 驶的船，而现在却是一艘有人驾驶的船。人如果能
> 以自己的虚心遨游世界，又有谁会去伤害他呢？）

此处须得澄清庄子所说的"虚"是何意，有些人会混淆
"虚"与"空洞"。空洞意味着他们的船上载满了无价值感和

低自尊。而庄子所言的"虚"绝非空洞。那意味着阔大、开放与弹性。因执念已空，关怀自会盈满其中。

庄子描述了一种神秘而可爱的自由。克劳福特曾言："生命是什么？它是夜晚萤火虫发出的光亮。它是深冬之际野牛的呼吸。它是在夕阳下穿过草丛而后销声匿迹的影子。"生命短暂而宝贵，美丽且深不可测。当你朝这种奥秘开放时，你就能唤醒正念的力量，从你的恐惧、困惑、冲突与执着中解脱。

这并不意味着它们将不再出现。你依旧会经验到恐惧与困惑。冲突与执着也会如影随形。但你将能够认出它们："噢，好的，这是担忧。我认得你。而这是恐惧。噢，恐惧，恐惧。而这是执着，这是渴望。"

你可以了解这一切，了解这整个动物园，你也将体验到觉知本身的解放。你可以与智慧的空间亲密相处，可以在自由与慈悲中安歇。

当我因健康问题拜访那位传统医生时，我能够感觉到他以一种难以置信的觉知，聆听我身体的深层真相。他给予了我的身体所渴望的那种聆听——带着开放、智慧与慈悲。仅仅是待在他面前，我就已经感觉到自己得到了疗愈。在见过他之后的两年时间里，我都恢复得非常好。但最后你需要的不是他，而是他的专注。你的身体渴望以相同的方式被聆听。你可以带着觉知，用专注、慈悲与接纳裹住你的身体。不只是身体，你的感受也渴望这样的专注，心智亦然。

你周围的所有人都希望能被这样敬虔地聆听。而这是你在任何情境中都能够给予他们的礼物。这并非什么严峻的责任，也不是什么你必须完成的苛刻任务。事实上，它异常美丽。有时它是艰难的，因为你必须朝你可能害怕的事敞开自己，但无须忧心，因为那绝对是安全的。正是这种深入的专注带来了疗愈和恢复。这是作为一个人理应去做的事。朝自己、朝他人的无尽苦乐敞开，这让你作为人类的经验成为一种救赎。

非凡的散文家刘易斯·托马斯曾写过这样一则故事，恰当地描述了我们的生命之舞：

"家中，今天下午四时。"雌蛾说。它释放出一点点蚕蛾醇。这种东西，只要一个分子就能使方圆数千米之内的任何雄蛾身上的茸毛颤动，使它以莫名其妙的热情顶风而来，但值得怀疑的是，它是不是知道自己被一阵化学引诱剂的烟雾所俘虏。它并不知道。相反，它很可能忽然觉得天气变得这么晴好，气候是这么令人精神振奋，时间是这么适合它那几只老翅来一番舒展，于是就轻快地转身迎风而来。在路上，顺着一缕蚕蛾醇飞行时，它注意到有其他雄蛾也都朝同一个方向飞行，都那么兴冲冲的，你追我赶，好像只是来参加飞行比赛一样。然后，当它飞达目的地时，它可能认为那是最偶然不过的事，是极大的运气："老天保佑，看这里是什么呀！"[8]

也会有同样的风载着你穿越生命。若能怀有觉知，你将发现，无论你在经历什么困难，你的心都拥有活在当下，保有慈悲的能力。生命之风中有智慧与自由存在，而你完全能够体验人性中的全部潜能。这份自由是你与生俱来的权利。你很清楚，这并非虚言。

喜悦的
回归 ——后记 ——

如果我们无法在逆境中享受喜乐，那么修行又有何益？

这本书中的练习与教导是一种邀请，邀请你的内心做出一种优雅的迁徙，回到尊严、智慧与仁爱精神，这些深埋于你体内的特质。当你学会以悲悯与体面驶过痛苦的水域时，你亦会发现喜悦终将返回。是的，如佐巴所宣称的那样，生活中烦恼重重，然而你的痛苦与悲伤无法定义你。它们无法限定你是谁。有些时候，在那些你被痛苦所淹没的时期，在那些痛苦久久萦绕的时期，你会将它们错认成你的生命。你逐渐习惯困难，忠于痛苦。你不知道少了它们你会是谁。但你的苦痛并非故事的终局，它们只是故事的一部分，是你通往爱与理解之路的一部分，是人性之舞的一部分。

　　我们多数人都曾在中学时读过赫尔曼·黑塞所写的一则

故事，在故事的结尾，悉达多坐在河边，最终学会了聆听。他意识到，河流中的一切声音共同组成了生命的乐章：好与坏、苦与乐、悲与欢、渴望与爱。他的灵魂不再与生命中的这一切对抗。他发现与痛苦相伴的，是一种不可动摇的喜悦。而这一喜悦也会属于你。

马哈·哥沙纳达教导他遇到的所有人说，即使受尽苦难，爱也会回返。他教导我们，如何怀抱慈悲与理解去面对悲痛，如何尊重那些悲痛，最后是如何转化它们。不要让悲痛成为你生活的全部，这一点至关重要。鲁米曾问："当你走进一座花园时，你看的是荆棘还是鲜花？花更多时间与玫瑰和茉莉相处吧。"

黛布拉·柏林－泰勒是一位同修兼老师，她曾讲述一则故事，有一位社区的女士参加了她开设的长期训练小组。这位女士有一个贫穷且遭遇了诸多创伤与虐待的童年。她曾遭遇父母早逝、身患疾病、从一段痛苦的婚姻中离开、种族歧视、孤身抚养两个孩子这种种困境。她谈到她为自我教育与捍卫信仰所经受的多年苦难。她描述自己怎样成为一个为地方和国家的政治公正而战的人。最后，她在会议上大声宣布：
"在我经历这一切挣扎与困难后，我决定做一些真正重大的
事。我要过上快乐的生活！"

不管你遇到了什么，喜悦与重新开始永远在等候你的归
来。当你记起这一点，你就可以朝生命的奥秘睁开双眼。在
一只熟透的橘子划出的完美弧线中，在散发着温暖、新鲜味
道的面包里，在鸟儿的盘旋飞翔，在一个雨后傍晚的水坑闪
烁的淡紫色天光中，在我们千万次地从其他生灵身边路过，
在我们的汽车、超市里，在那没有崩溃、冲突与伤害的树林
中，品味和感受大地的恩赐。

精神修持不该与严酷的任务相混淆。那是每一个孩子奇
迹般的降生。《野兽国》的作者莫里斯·桑达克曾在一则故事
中描述这种精神，那是一个给他写信的小男生的故事。"他寄
给我一张迷人的卡片，上面绘着画儿。我很喜欢。所有孩子
的来信我都会回复，有时非常匆忙，而这一封让我逗留了许
久。我寄给他一张明信片，在上面画了一个野兽国的图案。
'亲爱的吉米，我喜欢你的卡片'，我这样写着。之后我收到

了一封来自他母亲的回信，她说，'吉米太喜爱你的卡片，把卡片给吃了'。这是我曾经收到的最高的赞美。他不在乎那是一幅原始的画，还是其他什么东西。他看见了它，喜爱它，吃了它。"

是的，我们需要仔细地驶过困难的水域。但这整个世界就是我们的庙宇，那所无论如何都能让我们在爱与尊严的承托下获得照料的庙宇。马丁·路德·金曾告诫我们："如果一个人以清扫街道谋生，他应该像米开朗基罗画画，或是贝多芬谱曲，或是莎士比亚写诗一样去清扫街道。"

这个世界中的更迭永不停歇，在人行道的裂缝中探出身子的小草那里，在每场狂风暴雨的尾声，在每个新栽种的窗台花箱中，在每一次意想不到的变革中，在每一天的清新晨曦下，世界从未停止更新。这不可遏制的更迭精神同样存在于你身上。相信它。它流经你，流经一切的生命。

苦厄的终极礼物是教会我们如何恰当地悲伤、恢复并习得慈悲。但最终，我们认识到在任何时刻，我们都能走出恐惧之身，体会携着我们的生命之风，朝不朽的当下觉醒。在智者留下的话语中，在我们的力量中，经验心的解放：

> 生活于喜悦中，生活于爱中，
> 即使为憎恨的人所围绕。
> 生活于喜悦中，生活于健康中，
> 即使正在经受苦厄。
> 生活于喜悦中，生活于和平中，
> 即使遭遇诸多麻烦。
> 向内看。
> 保持寂静。
> 从恐惧与执着中解脱。
> 了知以这种方式生活的喜乐。
> 愿你得福。

致　谢

本书源于一系列复杂的口头教学，而作为编辑、亦身为诗人的兰迪·罗克赋予了它清晰、易读的架构，对此不胜感激。我也对塔米·西蒙致以深深的谢意，她友善且富于远见，是有着一颗觉醒之心的非凡支持者，一直支持着我和其他工作者。此外，我那才华横溢、尽职尽责的助理萨拉·斯帕林，她既喜乐又善良，尤其擅于激励人心，我对她的感谢道之不尽。还有我可爱的家人、伙伴及社区成员，谢谢你们的爱与支持。

注　释

第一章　苦难的智慧

1. Elie Wiesel, *A Jew Today* (New York: Random House Digital, Inc., 1979).

第二章　大地为我见证

1. Tamara Engle, New York Insight Meditation Center, personal communication.

2. Shunryu Suzuki, ed.Trudy Dixon, *Zen Mind, Beginner's Mind* (Boston: Shambhala Publications, 2010), 24.

第三章　共享的慈悲

1. D. S. Barnett, "Readers Write: Fears and Phobias," *The Sun*

314 (2002): 30.

第七章　心碎时的正念

1. Graf Durckheim, *The Way of Transformation*: *Daily Life as Spiritual Exercise* (London: Allen & Unwin, 1988), 81–82.

第八章　平等心与静定

1. Adapted from Stephen Mitchell, *Tao Te Ching* (New York: HarperPerennial, 1992).

第九章　你的最高意图

1. Thomas Merton, ed.William H. Shannon, *The Hidden Ground of Love*: *The Letters of Thomas Merton on Religious Experience and Social Concerns* (New York: Macmillan, 1986), 294.

第十章　正念与疗愈之旅的四项基础

1. Richard Selzer, *Mortal Lessons*: *Notes on the Art of Surgery* (New York: Houghton Mifflin Harcourt, 1996), 33–36.

2. Lauren Slater, *Welcome to My Country*: *A Therapist's Memoir of Madness* (New York: Anchor books/Doubleday 1997), xiii.

3. Jack Kornfield, *After the Ecstasy, the Laundry*: *How the Heart

Grows Wise on the Spiritual Path (New York: Bantam Books, 2000), 180.

4. Jack Kornfield, *A Path with Heart: A Guide Through the Perils and Promises of Spiritual Life* (New York: Bantam Books, 1993), 116.

5. Chuang Tzu, Zhuangzi, *Teachings and Sayings of Chuang Tzu* (Toronto: Dover Editions, 2001), 31.

6. Jack Kornfield, *The Buddha Is Still Teaching: Contemporary Buddhist Wisdom* (Boston: Shambhala Publications, 2010), 3.

7. Thomas Merton, *The Way of Chuang Tzu* (Boston: Shambhala Publications, 2004), 131.

8. Lewis Thomas, *The Lives of a Cell, Notes of a Biology Watcher* (New York: Bantam Books, 1975), 18.